Alt werden und jung bleiben

Prof. em. Prof. Dr. med. habil. Karl Hecht

Jahrgang 1924

SPURBUCHVERLAG

Alt werden und jung bleiben

Prof. em. Prof. Dr. med. habil. Karl Hecht

Bibliografische Information der Deutschen Nationalbibliothek

Die Deutsche Nationalbibliothek verzeichnet diese Publikation
in der Deutschen Nationalbibliografie; detaillierte bibliografische
Daten sind im Internet über http://dnb.d-nb.de abrufbar.

1. Auflage 2011

info@spurbuch.de, www.spurbuch.de

Ausführung: pth-Mediaberatung, Würzburg
Umschlaggestaltung und Layout: Anke von Schalscha-Ehrenfeld

ISBN 978-3-88778-358-7

Inhalt

Wichtiger Hinweis

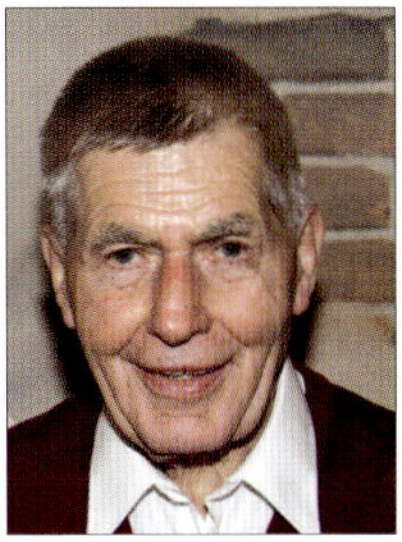

Karl Hecht

Die Medizin ist eine Wissenschaft, die seit Jahrhunderten ständigen veränderlichen Entwicklungen unterliegt, sich derzeitig in einer Krisensituation befindet und nicht mehr den Bedürfnissen der Menschen bezüglich einer echten Gesundheit gerecht werden kann. Das nähere Kennenlernen des Menschen als ein biopsychosoziales Wesen und Berufserfahrungen der ganzheitlich denkenden Ärzte geben Anlass neue Richtungen zu entwickeln im Sinne einer sanften, gefahrlosen, humanen Medizin mit einem ausgeprägten Akzent auf die Prävention. „Vorbeugen ist immer besser als heilen".

Mit Bezug auf den weltbekannten Arzt Rudolf Virchow möchte ich nachdrücklich betonen, dass die Medizin eine individuumsbezogene Lebenswissenschaft ist. Deshalb können z. B. Wirkstoffeffekte und ihre Dosierung oder Empfehlungen bei jedem Menschen unterschiedlich sein und auch Wirkungen unter bestimmten Umständen ganz andere als bekannte Richtungen nehmen. Der Leipziger Internist, Universitätsprofessor Max Bürger (1885-1966) hat beobachtet, dass das wiederholte Auftreten einer Krankheit bei ein und derselben Person jedes Mal unterschiedliche Verläufe zeigt.

Deshalb können Autor und Verlag für die gegebenen Empfehlungen keine Gewähr übernehmen. Beratungen mit Heilberuflern sollten nicht ausgeschlossen werden. Wir haben in Kurzform versucht, hochinformativ den neuesten wissenschaftlichen Erkenntnisstand der uns zugänglichen Literatur zu reflektieren. Einige Kapitel können in unseren Büchern ausführlicher zur Kenntnis genommen werden.

Hecht, K.; E. N. Hecht-Savoley (2005, 2007): Naturmineralien, Regulation, Gesundheit. Schibri-Verlag, Berlin, Milow, 1. und 2. Auflage ISBN 3-937895-05-1

Hecht, K.; E. Hecht-Savoley (2008/2010): Klinoptilolith-Zeolith – Siliziummineralien und Gesundheit. Spurbuch Verlag, Baunach ISBN 987-3-88778-322-8

Hecht, K. (2010): Anregungen zum neuen Denken in der Krebsphilosophie und Krebstherapie. Spurbuchverlag, Baunach ISBN 978-3-88778-337-2

Danksagung

Für die technische Ausführung des Manuskripts möchte ich der immer zuverlässigen, unermüdlichen Frau Anke Dahmen von ganzem Herzen danken. Dem Spurbuch-Verlag und vor allem Herrn Klaus Hinkel danke ich für die Anregung zu diesem Buch und die Herausgabe. Nicht zuletzt danke ich meiner Frau Elena für die anregenden Gespräche.

Karl Hecht, 2011

Juvenalisierung statt Antiaging

„Alt werden ist nichts anderes als eine schlechte Gewohnheit, die ein beschäftigter Mann keine Zeit hat anzunehmen."
[André Maurois, französischer Schriftsteller]

„... Dich zu verjüngen gibt's auch ein natürlich Mittel, ein Mittel ohne Geld und Arzt und Zauberei zu haben. Begib dich gleich hinaus auf's Feld, fang an zu hacken und zu graben, erhalte dich und deinen Sinn in einem ganz begrenzten Kreise. Ernähre dich mit ungemischter Speise. ... Das ist das beste Mittel, glaub, auf achtzig Jahr dich zu verjüngen."
[J. W. Goethe, Faust 1]

Gesundheit ist „als ein befriedigendes Maß an Funktionsfähigkeit in physischer, psychischer, sozialer und wirtschaftlicher Hinsicht und von Selbstbetreuungsfähigkeit bis ins hohe Alter" aufzufassen.
[WHO 1987]

„Wer nicht jeden Tag etwas Zeit für die Gesundheit aufbringt, muss eines Tages mehr Zeit für die Krankheit opfern."
[Sebastian Kneipp 1821-1897, Naturheilkundler und Pfarrer]

Diese Zitate zeigen Ihnen, welche Auffassungen von berühmten Menschen zum gesunden jugendlichen Älterwerden seit langem bestehen. Diese Auffassungen von Goethe, Maurois, Kneipp und der neuen WHO-Gesundheitsdefinition teile ich nicht nur, sondern ich praktiziere sie seit Jahrzehnten täglich. Wer sich bemühen möchte, diese Auffassungen für sich umzusetzen, wird viel Freude beim Lesen dieses Buchs haben. Wer sich aber durch diese Zitate provoziert fühlt, weil er lieber jammernd und miesepetrig einen „geruhsamen Lebensabend" genießen möchte, rate ich, das Buch aus der Hand zu legen. Derjenige (oder diejenige) würde sich noch mehr ärgern und somit das Leben verkürzen. Das möchte ich niemandem zumuten. „Wer rastet, der rostet". Das wusste offensichtlich Goethe schon, als er den „Faust" schrieb. Heute können wir das wissenschaftlich beweisen [Rüegg 2011]. Passive, pessimistische, depressive Menschen reduzieren ihre Hirnsubstanz und bescheren sich viele Leiden, sogar möglicherweise die Alzheimer'sche Demenz. Wer aber optimistisch geistig und körperlich regelmäßig aktiv ist und einen naturverbundenen Schlaf-

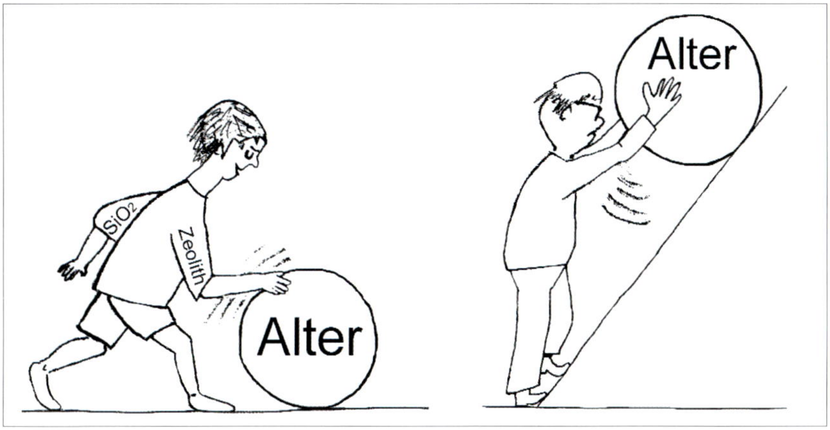

Abbildung 1:
(links) Juvenalisierung:
Ja = Eustress
(rechts) Antiaging:
Nein = Dysstress
[Hecht und Christl]

Wach-Rhythmus pflegt, demjenigen wird beschert werden, dass sich seine Hirnzellen bis ins hohe Alter erneuern können. Diesen Prozess nennt man Neurogenese, die die funktionelle Plastizität unseres Gehirns gewährleistet und uns geistig-emotionell frisch erhält.

Wer sich dagegen mit hormonellen, medikamentösen und anderen Antiagingprogrammen verjüngen und gesund erhalten möchte, täuscht sich. Antiaging ist aus meiner Sicht eines der schlimmsten „Unwörter" unserer Gegenwart. Es bedeutet gegen das Alter angehen. Das entspricht nicht der menschlichen Physiologie und Psychologie. Dabei setzt man sich unter Druck und erzeugt Dysstress. Ich habe das Wort „Antiaging" nicht im Duden, nicht im klinischen Wörterbuch Pschyrembel und auch nicht in einem Deutsch-Englisch-Wörterbuch gefunden.

Ich habe gute Erfahrungen mit Juvenalisierungsprogrammen. Juvenalisierung heißt, sich jugendlich halten, sich jugendlich bewegen und mit der im Leben erworbene Weisheit jugendlich denken, fühlen, wollen und handeln. Hauptkriterium des Lebens eines Menschen ist sein sich ständiges, fließendes Verändern. Dieser als Biomorphose [Bürger 1958] bezeichneter Prozess vollzieht sich von der Geburt bis zum Tode. Das „Wie" dieses Vorgangs, der Altern genannt wird, kann jeder gesund geborene Mensch selbst beeinflussen.

Auf diese Weise kann die Selbstbetreuungsfähigkeit bis ins hohe Alter oder sogar bis an das Lebensende gut bewältigt werden und diese hält wiederum gesund und jugendlich. Wenn man dabei noch in der Lage ist, gemeinnützig sozial denkend anderen zu helfen, so zahlt sich das ebenfalls aus. Studien zeigen, dass gemeinnütziges Tätigsein das beste Mittel gegen Arteriosklerose ist, viel besser als Aspirin [Spitzer 2007]. André Maurois möchte ich noch in der Weise ergänzen, indem ich behaupte, dass seine Auffassung nicht nur für den Mann gilt, sondern auch für die Frau. An Sebastian Kneipp zu erinnern wird immer nützlich sein. Dabei geht es nicht nur darum, sein wertvolles Zitat zu verinnerlichen und umzusetzen, sondern auch darum, sich mit seinen Methoden abzuhärten. Eine warm-kalte ausgiebige Dusche jeden Morgen (die ich täglich pflege zu nehmen) hält jung und gesund.

Wann soll man mit der Juvenalisierung beginnen, werde ich oft gefragt? So früh wie möglich. Wenn ich genau sein will, mit der Befruchtung der Eizelle. Deshalb trägt jede werdende Mutter eine große Verantwortung für das heranwachsende Lebewesen. Ihre gesunde Lebensweise, die der Erzeuger des Kindes unterstützen sollte, ist sehr wichtig für die Zukunft des neuen Lebewesens. Für jeden, der sich mit der Juvenalisierung beschäftigen möchte, ist es niemals zu spät und niemals zu früh. Der junge Mensch soll wissen, wie er seine jugendliche Frische erhalten kann. Der jugendliche Lebensgenuss kann sogar auf dem Sterbebett eines 80- bis 100-jährigen noch nützlich sein.

Was heißt Juvenalisierung?

Mit Bezug auf zahlreiche Studien ist festzustellen, dass Gesundheit, Leistungsbereitschaft, geistige Flexibilität und körperliche Elastizität nicht am Lebensalter gemessen werden kann. Allseitige Aktivität, Aufgeschlossenheit gegenüber Neuem, der Wille körperlich aus Bequemlichkeit nicht zu rosten, den Sinn des Lebens in geistigen, ethischen und moralischen Wertvorstellungen und nicht im Materiellen zu sehen, Selbständigkeit und Selbstbetreuungsfähigkeit, vielseitige Kommunikation sowie eine klare Zukunftsorientierung sind Faktoren, die einen Menschen jugendlich zu halten vermögen.

Auch die Regelmäßigkeit vor allem des Schlaf-Wach-Rhythmus sowie die Dominanz eines realen Optimismus sind sehr wesentlich für das Gesundsein und für Jugendlichkeit bis ins hohe Kalenderalter.

Juvenalisierung bedeutet auch, sich um die Jugend zu kümmern, ihnen Lebenswerte, Perspektiven, Optimismus und geistige Ziele zu stellen. Mir hat die Zusammenarbeit mit jungen Menschen immer Freude gemacht. Ich kann mich als „Vater" von 173 Doktoranden ausweisen, die ich mit sanfter aber konsequenter Hand unter den Doktorhut geführt habe. Die väterliche Betreuung eines Doktoranden dauert im Durchschnitt zwei Jahre. Alle 173 haben ihren Doktortitel mit den Noten sehr gut und gut erworben. Eine Doktorandin hat sogar die Traumnote „mit höchstem Lob" erhalten. Darauf bin ich stolz. Aber genau so stolz bin ich als Vater auf meine fünf Kinder: drei Jungen und zwei Mädchen, die ohne Doktortitel sehr wertvolle Menschen geworden sind, zu denen ich ein gutes Verhältnis pflege und die mir insgesamt neun Enkel beschert haben.

Wie aus Prognosen hervorgeht, soll in Deutschland in den nächsten 25 Jahren der Anteil der über 60-jährigen vierzig Prozent, der der über 80-jährigen ca. 10 % der Gesamtbevölkerung betragen.

Dieser große Überhang von Senioren im Lebensbaum sollte für jeden älter werdenden Menschen verpflichtend sein alles zu tun, um

1. die Selbstbereuungsfähigkeit bis ins hohe Alter oder bis zum Lebensende zu erhalten.
2. den jungen Menschen Ziele und Ideale zu geben und ihnen eine gesunde Lebensweise vorzuleben. Vorbild und Liebe sind die Grundlage aller Erziehung.

Das ist vor allem deshalb erforderlich, weil die Jugend nicht selten durch aggressive Werbung leider eine Gegenwarts- und keine Zukunftsorientierung erhält. Um die Gesundheit vieler junger Menschen ist es auch nicht immer gut bestellt. Übergewichtigkeit, Kopfschmerzen, Dysstress, Angst, Depressionen und schnelle Erschöpfung sind verbreitet. Die Verführung zu Alkoholexzessen und Neurodoping nimmt derzeit nach Medienberichten überhand. Hinzu kommt, dass die Verabreichung der Droge Ritalin schon an Kinder mit dem angeblichen Aufmerksamkeits-Defizit-Hyperaktivitäts-Syndrom zur Sucht verleitet. Mangelnde Bewegung und Sitzen am Computer sind Erscheinungen, die der Gesundheit junger Menschen nicht nützlich sind [Psychologie heute, Juli 2011].

All diese Erscheinungen machen es erforderlich, dass die mit Weisheit ergrauten Menschen den jüngeren Vorbild sind und ihnen helfen, aber nicht mit dem pädagogische Zeigefinger drohend. Das Vorbild sein für die Jugend hält jung an Geist und Seele.

Der Dichter Heinrich Heine, u. a. bekannt durch das „Lorelei-Lied“ und „Deutschland ein Wintermärchen“, schrieb ein Gebet an die Götter, welches seine Auffassung von der Juvenalisierung zum Ausdruck bringt.

„Oh, ihr Götter! ich bitte euch nicht, mir die Jugend zu lassen,
aber lasst mir die Tugenden der Jugend,
den uneigennützigen Groll, die uneigennützige Träne!
Lasst mich nicht ein alter Polterer werden,
der aus Neid die jüngeren Geister ankläfft
oder ein matter Jammermensch,
der über die gute alte Zeit beständig flennt ...
Lasst mich ein Greis werden, der die Jugend liebt
und trotz der Altersschwäche noch immer teilnimmt
an ihren Spielen und Gefahren!
Mag immerhin meine Stimme zittern und beben,
wenn nur der Sinn meiner Worte unerschrocken und frisch bleibt!“
[Heinrich Heine, Buch der Lieder]

Juvenalisierung heißt, die Balance der wichtigsten Lebensprozesse zu bewahren, die in nachfolgendem Schema dargestellt ist. Das Schema bringt zum Ausdruck, dass alle diese Prozesse im dynamischen Gleichgewicht für das Leben eines Menschen erforderlich sind. Wer dieses Gleichgewicht nicht aufrechterhält, wird seine Gesundheit auf Spiel setzen, wird mit dem Älterwerden hadern und Angst vor dem Altern und Ster-

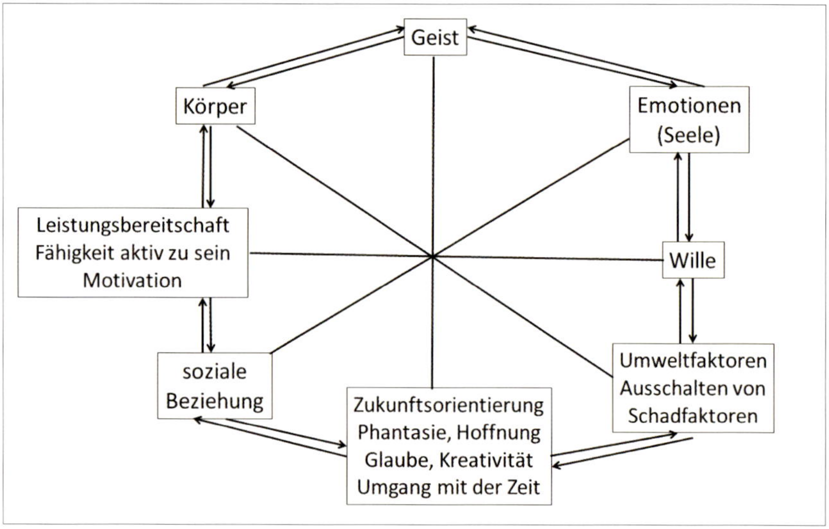

Abbildung 2: Die Balance dieser wichtigen Lebensprozesse hält einen Menschen jung bis ins hohe Kalenderalter

ben haben. Aber genau das alles beschleunigt das biologische Altern, also die Biomorphose, der jeder Mensch unterliegt.

Den Körper stählen und elastisch halten, den Geist ständig mit optimistischer Grundhaltung entwickeln, Willensstärke und die Fähigkeit immer aktiv zu sein zur Tugend machen, die Umweltfaktoren beachten und soziale Beziehungen pflegen. Auch in Krisenzeiten, die jeder Mensch

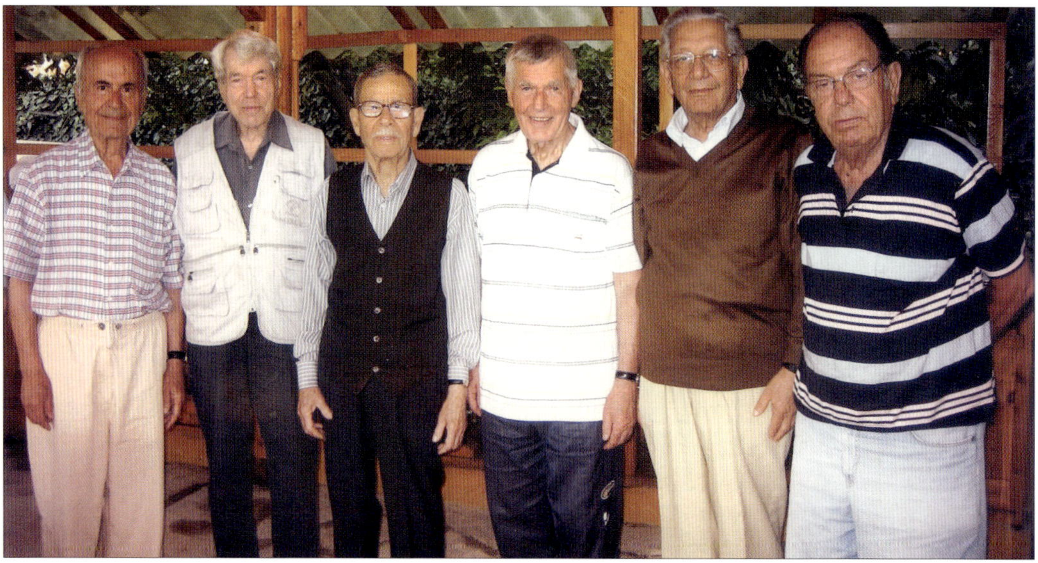

Abbildung 3: Sechs sportliche Herren mit insgesamt 518 Jahren (≥ 85-92 Jahre), die jeden Morgen 1-2 Stunden wanderten (Kurzentrum NaturMed Davutlar, Westtürkei). Im weißen Hemd der Autor. [Archive Hecht]

häufiger oder weniger häufig erlebt, die Zukunftsorientierung behalten, Kreativität, Phantasie, Hoffnung und Glaube zum festen Bestandteil der eigenen Persönlichkeit entwickeln. Natürlich ist das eine große Herausforderung. Je intensiver man sich dieser stellt, umso besser, glücklicher, zufriedener verläuft das Leben.

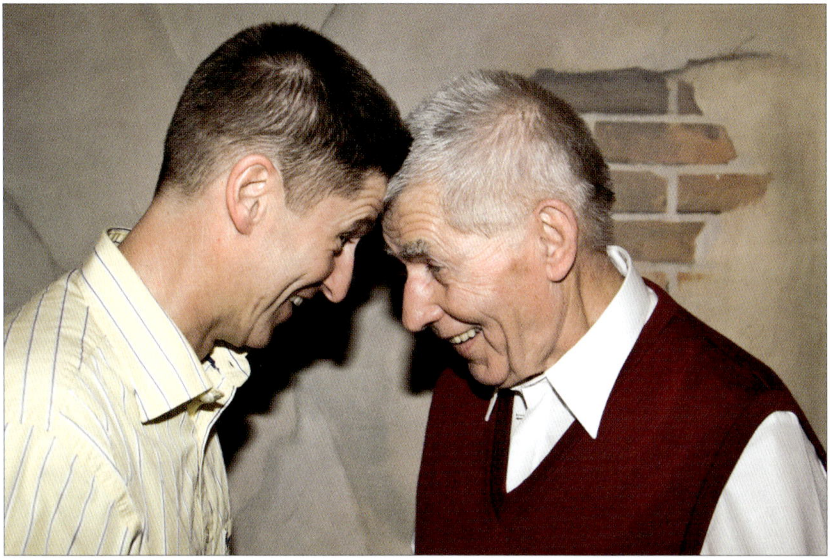

Abbildung 4:
Vater und Sohn
[Rüdiger Hecht, Archive Hecht]

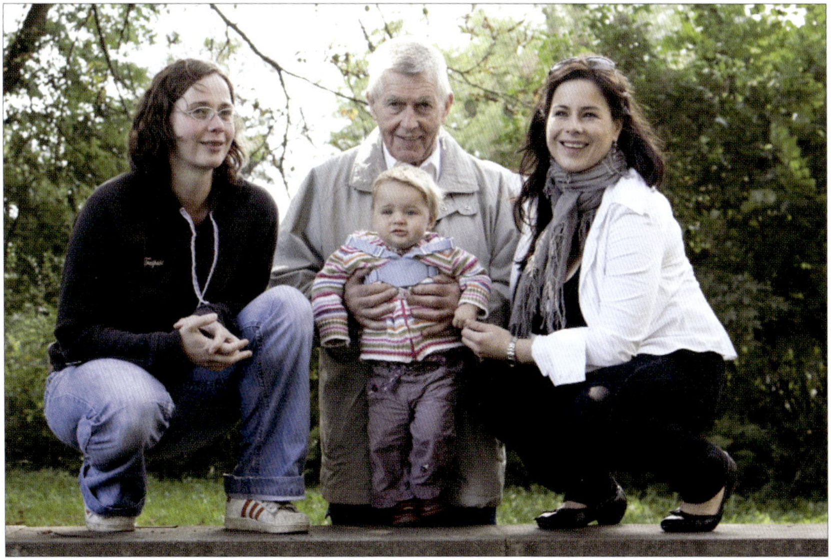

Abbildung 5:
Der Autor mit zweien seiner Enkelkinder und der ersten Urenkelin
[Rüdiger Hecht, Archive Hecht]

Das Naturgesetz Werden-Sein-Vergehen

Jedes Lebewesen, ob Mensch, Tier oder Pflanze, unterliegt dem biologischen naturgesetzlichen Verlauf:

Werden (Entwicklung)
Sein (Reife)
Vergehen (Altern)

Die Dauer dieses Verlaufs ist für jedes Lebewesen sehr unterschiedlich.Der auf dem Bild zu sehende Olivenbaum soll ca. 250 Jahre alt sein. Der Autor dieses Buchs ist auf diesem Bild 85 Jahre. Folglich ist der Olivenbaum dreimal so alt wie dieser Mensch. Dieser Olivenbaum spendet noch immer Früchte (grüne Oliven). Der Autor produziert in diesem Alter noch geistige Früchte (Bücher und wissenschaftliche Arbeiten). Bäume haben die längste Lebenszeit. Mehrere 100 Jahre alte Bäume sind keine Seltenheit. Sie sind überall zu finden. Der Mensch soll 120-150 Jahre alt werden können. Die Realität sieht aber anders aus.

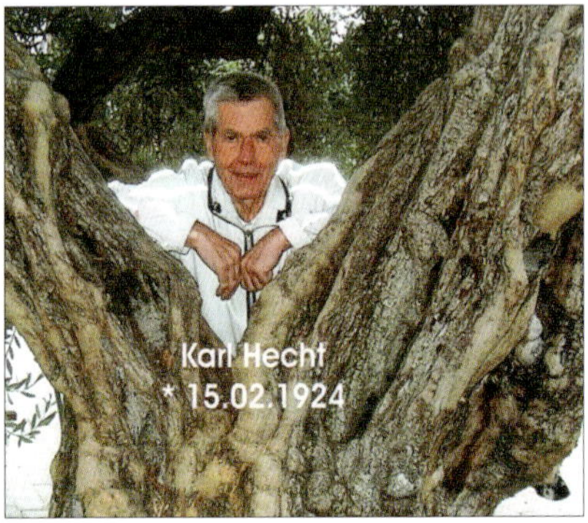

Abbildung 6: Kann der Mensch so alt wie dieser Olivenbaum werden? [Archive Hecht]

In der Tierwelt hat jede Art eine bestimmte Lebensdauer. Wir kennen die Eintagsfliege und die 300 Jahre alt werdende Schildkröte auf den Galapagosinseln. Der Papagei soll eine Lebenserwartung von 80 Jahren ausweisen und der Karpfen soll (wenn er nicht Silvester auf dem Mittagstisch landet) 30 Jahre leben. Auch der Bär soll das Alter von 30 Jahren erreichen.

Bäume und Pflanzen in unserer Gegend erleben den Verlauf „Werden – Sein – Ver-

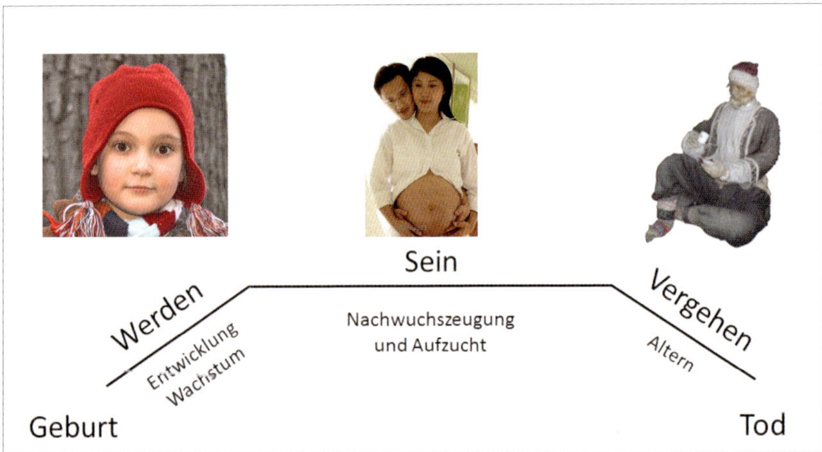

Abbildung 7: Der natürliche biologische Lebenslauf des Menschen in den Etappen „Werden“ „Sein“, „Vergehen“ [Zusammenstellung aus Rüdiger Hecht, Archive Hecht, Geo]

gehen" in doppeltem Sinn. Einmal was das gesamte Lebensalter betrifft und zum anderen in den vier Jahreszeiten:

Frühling: Entwicklung
Sommer: Reife
Winter und Herbst: Vergehen

Manche Pflanzen, wie Kartoffeln und Rüben, erleben diese vier Jahreszeiten aber nur einmal. Beim Menschen und allen Tieren können wir unabhängig von der Dauer des Lebens vereinfacht auch folgenden Verlauf annehmen.

Das Leben des Menschen in sieben Etappen: Hymnus der Siebenheit von Solon

Es gibt eine uralte Vorstellung, dass sich der Mensch während seines Lebens alle sieben Jahre verwandelt. Solon, erster Gesetzgeber von Athen (600 v. Chr.) [überliefert durch Clemens von Alexandrian: „Die Teppiche 6. Buch", Basel, 1039] verfasste den Hymnus der Siebenheit im Leben eines Menschen:

„Ist dem unerwachsenen Kind das Gehege der Zähne aufgewachsen, es wirft ab sie im siebenden Jahr.
Dann, wenn ihm Gott die zweite Siebenzahl glücklich vollendet, macht er Zeichen kund, dass ihm die Mannbarkeit naht.
In der dritten noch wachsen Glieder weiter, das Kinn wird flaumig, so dass die Haut wechselt ihr Blütengewand.
In der vierten Siebenzahl entwickelt die höchste Kraft ein jeder, woraus klar sich die Tugend erweist.
In der fünften wird's Zeit, dass man der Hochzeit gedenke. Nachwuchs an Kindern sich sichere für die künftige Zeit.
Nicht mehr ist er bereit, nichtige Dinge zu tun; Geist und Zunge am besten sind dann, wenn die siebte und achte Siebenheit blüht, das sind vierzehn an Jahren zusamt.
Auch in der neunten noch ist er stark, doch wird schon die Leistung mäßig, wenn du des Mannes höchste Entfaltung vergleichst.
Wenn nun zum zehnten Mal der Gott sieben Jahre vollendet, nimmer zu früh traf ihn als dann das Todesgeschick."

Solon hat also eine Grenze des Lebensalters bis zu 70 Jahre zugelassen. Er bringt aber auch zum Ausdruck, dass die körperliche Kraft in der ersten Hälfte dominiert und die geistige Stärke im zweiten Teil des Lebens überwiegt. Solon kannte den Lebensprozess des Alterns, den der Leipziger Internist Max Bürger (1885-1966) als Biomorphose, also als biologische Gestaltveränderung, beschrieben hat. Eigentlich unterliegt der Mensch einer Psychobiomorphose. Mit diesem Vorgang sollte sich jeder Mensch vertraut machen, um nicht später erschreckt aufzuwachen, weil er glaubt, alt geworden zu sein. Wer versteht das Leben richtig, also im Sinne einer Juvenalisierung, zu leben, wird jeder Phase des Lebens, z. B. der von Solon beschriebenen Siebenheit, etwas Gutes und Schönes abgewinnen.

Wenn die Körperkraft nachlässt erblüht der Geist

Im Unterschied von Tieren verfügt der Mensch über geistige und emotionelle Prozesse. Deshalb ist es besser von psychobiologischem Alter zu sprechen. Solon hat in der Hymne der Siebenheit angedeutet, dass in einem bestimmten Alter die Manneskraft nachlässt, das Geistige sich erst richtig entwickelt, wenn man älter wird und dabei geistig tätig ist. Aristoteles schrieb in seinem Buch „Retorik“: „Der Körper erreicht seine Blüte zwischen dem dreißigsten und fünfunddreißigsten Lebensjahr, die Seele aber um das neunundvierzigste Jahr.“ Schematisch ließe sich das wie folgt darstellen:

Ich wiederhole dies wegen der Wichtigkeit des Wissens. Eine wichtige Bedingung dafür ist eine optimistische geistige und körperliche Aktivität.

Bei Depressiven dagegen gehen Nervenzellen zugrunde und regenerieren sich nicht. Analoges wird bei körperlich passiven Menschen festgestellt [Rüegg 2011; Kempermann 2007; Leuzinger-Bohleber et al. 2010]. Wer es versteht in beiden Funktionen, geistig und körperlich, aktiv zu sein, schafft sich damit die Möglichkeit seine Gehirnzellen bis zum Lebensende zu regenerieren.

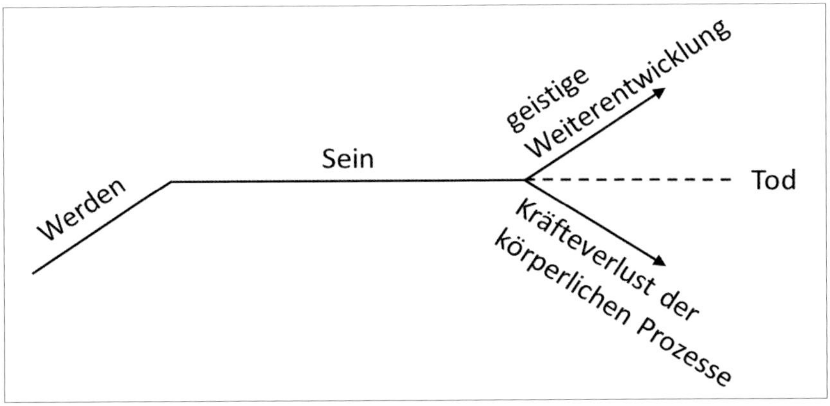

Die geistige Weiterentwicklung mit zunehmendem Alter ist nach dem heutigen Stand der Neurowissenschaften durchaus als normal zu betrachten. Im Gegensatz zu früheren falschen Auffassungen ist heute nachgewiesen, dass sich die Nervenzellen des Gehirns bis ins hohe Alter neu bilden können. Das bezeichnet man als Neurogenese, welche die Neuroplastizität bedingt.

Es ist bekannt, dass viele geistig Tätige bis ins hohe Lebensalter oder gar bis zu ihrem Lebensende beträchtliche Kreativität entwickelten. Dazu nachfolgend einige Beispiele:

- Virchow, Rudolf 1821-1902. Mediziner und Gesundheitspolitiker. Bis ins hohe Alter wissenschaftlich und gesundheitspolitisch aktiv.

- v. Humboldt, Alexander 1769-1859. Naturforscher, Weltreisender in Sachen Wissenschaft.
- Hufeland, Christoph Wilhelm 1762-1836. Gesundheitswissenschaftlicher Arzt von Goethe, Werder und Wieland. Er schrieb ein Buch mit dem Titel: „Die Kunst das Leben zu verlängern".
- Goethe, Johann Wolfgang 1749-1832. Dichter, Wissenschaftler.
- Mendeljew, Dimitri Ivanovitsch 1834-1907. Entdecker des periodischen Systems der Elemente
- Selye, Hans 1907-1982. Entdecker des Stresses als unspezifische Reaktion und Beschreibung des Allgemeinen Adaptationssystems.
- Pauling, Linus Carl 1901-1994. Doppelnobelpreisträger, Begründer der orthomolekularen Medizin.

In unserer Gegenwart wird der Schauspieler und Sänger Johannes Hesters bewundert. Er sang mit 102 Jahren im Fernsehen. Kemperman [2007] berichtet, dass im Jahre 2004 der 93-jährige Vikar der Anglikanischen Kirche, Edgar Dowse, an der englischen Brunel-Universität promoviert hat. Schließlich sei auch der, wenn auch umstrittene, Schriftsteller und Naturforscher Ernst Jünger genannt, der 1997 im Alter von 103 Jahren verstarb und bis kurz vor seinem Tod seinen Käferforschungen nachging.

Neben den kreativen Leistungen bis ins hohe Alter kann es auch körperliche Höchstleistungen geben. So stellte am 28.09.2003 der 92-jährige Inder Fanja Singh in Toronto den derzeitig gültigen Weltrekord für den ältesten Marathonläufer auf. Seine Zeit betrug für die 42 Kilometer 5 Stunden und 20 Minuten.

Diese Einzelergebnisse über die effektive Kreativität im Alterungsprozess können auch durch ein Gruppenergebnis bestätigt werden. So ein Untersuchungsergebnis, das in den 60er Jahren des vergangenen Jahrhunderts an der Humboldt-Universität zu Berlin an 80 Hochschullehrern der Geisteswissenschaften (Juristen, Ökonomen, Sprachwissenschaftler, Soziologen) gewonnen wurde. Die Untersuchung fand intern statt und blieb unveröffentlicht. Ich gehörte zum Untersuchungsteam.

Es wurde eine klinische Befunderhebung und eine Leistungseinschätzung vorgenommen sowie der Krankenbestand über das ganze Jahr herangezogen. Zusammenfassendes Ergebnis: Jeder dieser Hochschullehrer wies mindestens fünf körperliche Beschwerdebilder aus, z. B. Seh- und Höreinschränkung, hoher Blutdruck, Rheuma, Wirbelsäulenbeschwerden, Diabetes mellitus. Der Jahreskrankenstand (Arbeitsausfall) betrug 1,2 % (in der DDR betrug damals der durchschnittliche Krankenstand zirka 6,0 %).

Diese Hochschullehrer hielten regelmäßig ihre Vorlesungen (5-10 Stunden pro Woche). Sie waren wissenschaftlich aktiv (Vorträge auf Kongressen, wissenschaftlich Publikationen, Bücher). Sie führten Prüfungen von Studenten durch und betreuten Doktoranden. Sie hatten im Durchschnitt einen selbstauferlegten, freiwilligen Arbeitstag von 10-12 Stunden an Werktagen, den sie

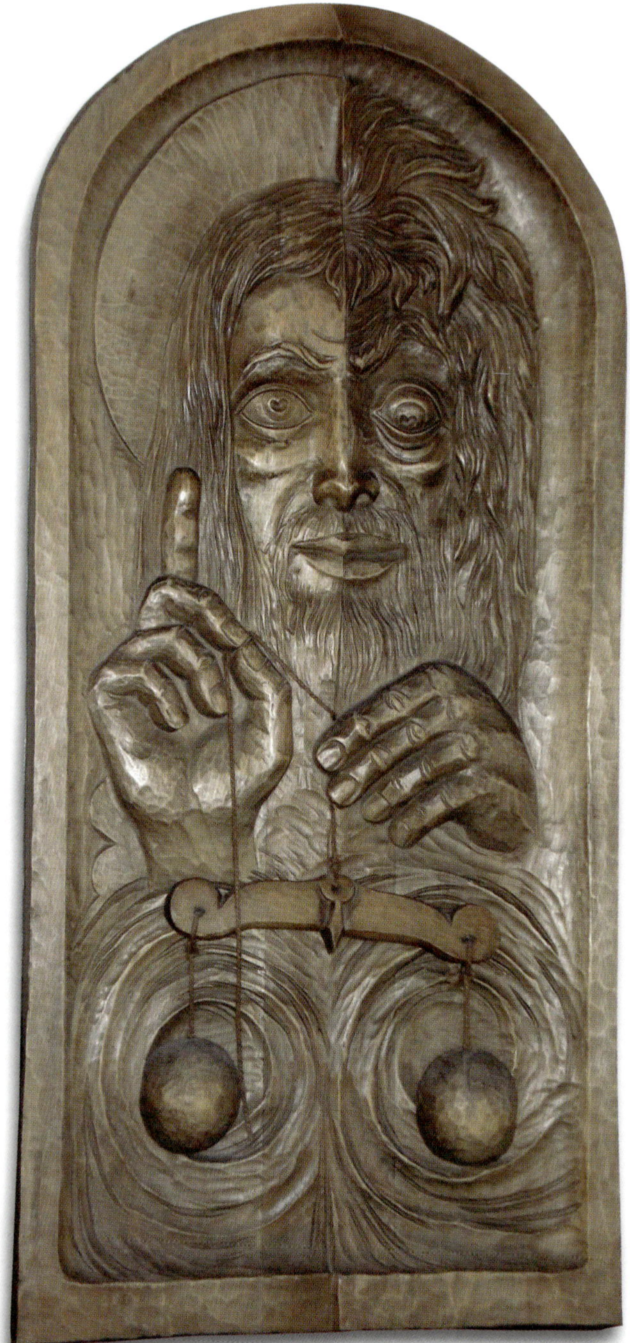

gut überstanden. Sie gaben an, sich wohl zu fühlen, Freude an der Arbeit zu haben und mit ihrer Lebensqualität zufrieden zu sein.

Der russische Künstler Wladimir Baldin hatte nebenstehendes Holzbild [Archive Hecht] geschnitzt und es „Jugend und Weisheit" genannt. Er hat es einem Mann, den er als väterlichern Freund schätzte, zum 50. Geburtstag gewidmet als er selbst 21 Jahre alt war. Mit diesem Bild wollt er die Wichtigkeit des Zusammenwirkens von Jugend und älteren Menschen herausstellen und zwar in der Art, dass die Weisheit der Älteren nützlich für die Jugend ist, so wie es auch Heinrich Heine in seinem „Gebet an die Götter" zum Ausdruck brachte.

Abbildung 8:
„Jugend und Weisheit", Holzschnitt von Wladimir Baldin

Gesundes und krankes Altern

Die vorgestellten Beispiele zeigen, dass gesunde Menschen bis ins hohe Alter zu hohen geistigen Leistungen fähig sind, auch dann, wenn sich körperliche Schwächen oder kleine körperliche Defekte bemerkbar machen. Diese können ohne Schwierigkeit durch geistig-positvemotionelle Prozesse kompensiert werden. Diese Art bezeichne ich als das gesunde Altern oder überhaupt als normales Altern.

Leider haben aber nicht alle Menschen diese natürliche Form des Alterns. Bei nicht wenigen Menschen wäre etwa folgender Verlauf zu schematisieren:

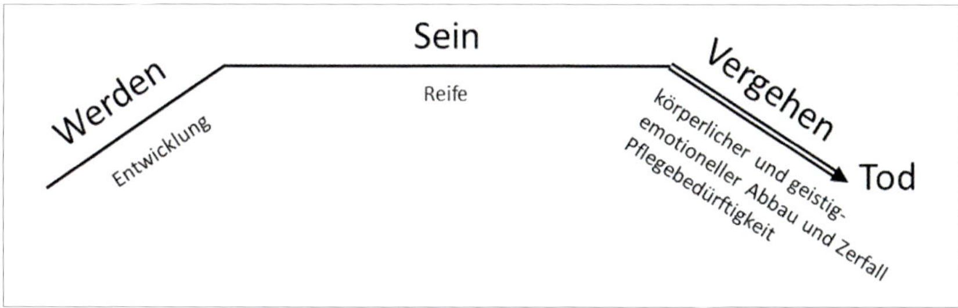

Das ist das durch Erkrankungen bedingtes Altern, welches heute leider häufiger zu verzeichnen ist. Es wird nicht selten von Ärzten als normales Altern interpretiert.

Das ist nicht richtig, weil von falschen Ausgangspositionen ausgegangen wird, wie von der folgenden. Einer Information der ZDF-Nachrichten am 14.02.2001, 19:00 Uhr war zu entnehmen, dass es in Deutschland 4 Millionen Pflegefälle (rund um die Uhr) = 5 % der gesamten deutschen Bevölkerung gebe. Davon sollen 1,6 Millionen vorn Familienangehörigen gepflegt werden. Für diese 1,6 Millionen Familienangehörigen von Pflegebedürftigen bedeutet dies eine enorme Belastung, Dauerdysstress und dann auch Erkrankung infolge der Schwächung des Immunsystems [Bartrop et al. 1977; Kiecolt-Glaser et al. 1987].

Die 4 Millionen pflegebedürftigen Menschen rekrutieren sich vor allem aus Patienten mit Demenz, Schlaganfällen, Krebs, Wirbelsäulenleiden, Schmerzen. Es sind vorwiegend ältere Menschen. Ein großes Problem bietet die Demenz. Nach einer Information der Barmer GEK [Gesundheit konkret 1/2010, Seite 34/35] soll in Deutschland der Anteil der Dementen, im Jahr 2009 Verstorbenen, über 60 Jahre für Frauen 47 % und für Männer 29 % betragen haben. In diesem Pflegereport der Barmer GEK wird festgestellt, dass die Demenz den Pflegebedarf in die Höhe treibt und eine Zunahme der Demenz in den nächsten Jahren zu erwarten ist.

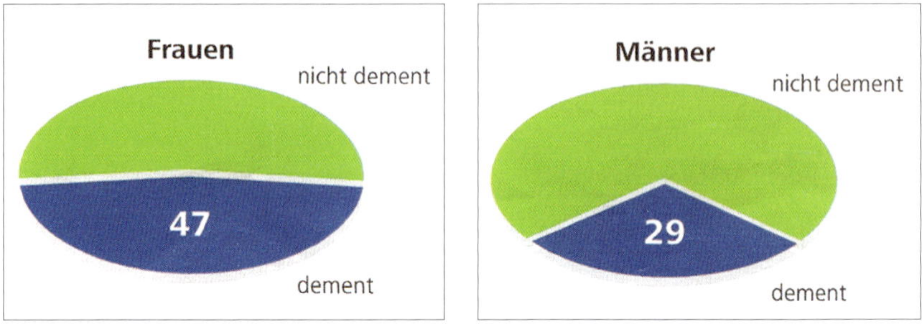

Abbildung 9: Jede zweite Frau und jeder dritte Mann wurde dement. Anteil der Dementen an den im Jahr 2009 Verstorbenen über 60 Jahre in Prozent [Barmer GEK, Pflegereport 2010]

Beim Vergleich der Menschen, die bis ins hohe Alter geistig fit sind mit denen, die nach dem 60. Lebensjahr mehr oder weniger ausgeprägt Demenz zeigen, also Abbau der Kreativität und der geistigen Leistungen, stellt sich die Frage nach der Ursache dieses Widerspruchs.

Wenn ich davon ausgehe, dass die meisten Menschen mit einem gesunden, funktionsfähigen und entwicklungsfähigen Gehirn geboren werden, so kann der geistige Abbau nur in der Lebensweise und in den vielfältigen negativen Umwelteinflüssen gesucht werden. Eigentlich ist das menschliche Gehirn so angelegt, dass es unermessliche geistige Leistung vollbringen kann: Über 100 Milliarden Nervenzellen verfügt das Gehirn. Jede einzelne dieser Nervenzellen kann sich mit 10.000 anderen verbinden und funktionelle Neuronennetze bilden, die die Grundlage unseres Verhaltens, Denkens, Handelns und Reagierens darstellen. Außerdem kann sich das menschliche Gehirn, wie schon erwähnt, durch geistige und körperliche Aktivität regenerieren [Rüegg 2011].

Unser Gehirn verfügt sogar über eine eigene Apotheke mit mehreren 100 Wirkstof fen. Diese vermögen Schmerzen zu verhindern, den Schlaf zu fördern, unsere Intelligenz zu verbessern. Wir müssen sie nur freisetzen. Das geht z. B. durch autogenes Training, Visualisierung, Meditation, meditatives Atmen, Tanzen, Streicheln, Liebkosen, Massage, Yoga. Wenn wir diese oder nur einige dieser Techniken beherrschen, können wir uns den Weg in die Pharmazieapotheke ersparen [Zehentbauer 2000; Pert 2007].

Als Beispiel möchte ich das Oxytocin nennen. Es wird als Liebes-Kuschel-Streichel und Streitschlichter-Neurotransmitter, fälschlicherweise auch als Hormon bezeichnet. Dieses wird beim Streicheln, Liebkosen, aber auch bei der Massage freigesetzt und löst sehr angenehme Gefühle aus. Es kann die vertraute Zweisamkeit in Ehen stimulieren. Bei einem Streit sollte ein Partner auf den anderen zugehen und ihn streicheln. Dieser wird sofort friedlich. So einfach ist das Leben.

Die Stoffe aus der Pharmazieapotheke können höchst gefährlich sein. Ich möchte das nachfolgend am Beispiel des Dopaminkillers „Neuroleptikum" demonstrieren. Dopamin ist vor allem der Intelligenzneurotransmitter in unserem Gehirn. Er bewirkt auch mit das Nachwachsen der Nervenzellen im Gehirn. Neuroleptika sind Medikamente, die bei Psychosen, leider auch bei Schlafstörungen, Migräne und Magenbeschwerden gegeben werden. Diese Neuroleptika rufen das sogenannte Robotersyndrom, verbunden mit Demenz sowie Symptomen hervor, die der Parkinson'schen Erkrankung ähnlich sind. Neuroleptika zerstören den wichtigsten Neurotransmitter Dopamin.

Die nachfolgenden Notizen sollen demonstrieren, was diese Neuroleptika bisher angerichtet haben.

- Größter Pharmaskandal des 20. Jahrhunderts: Weltkongress für Psychiatrie 1985 in Brighton: „25 Millionen Menschen weltweit haben durch Neuroleptika verursachte verheerende, häufig unheilbare gesundheitliche Dauerschäden".
- Aussage eines Neuroleptika-Patienten 1985: „Ich bin ein lebender Toter. Ich kann kein Buch lesen, nicht einmal fernsehen, ich habe kein Gedächtnis".
- 1981: Oberlandesgericht Hamm (Akte OLG Hamm 3 U 50/81) „Neuroleptische Dopaminblocker haben eine persönlichkeitszerstörende Wirkung." [Zehentbauer 2000]

Es soll jetzt zwar Neuroleptika geben, die nicht so gravierende Folgen haben. Ich bin aber sehr skeptisch. Als junger Assistent hatte ich eine Zeitlang an Forschungsprojekten zur Wirkung von Psychopharmaka in Form von Tierexperimenten mitgewirkt. Ich habe mich von diesen Forschungen zurückgezogen, weil ich das, was ich an Ratten beobachtet habe, nicht den Menschen zumuten konnte.

Heute wissen wir: Alle Neuropsychopharmaka greifen in die Neurotransmitterfunktion des Gehirns ein, zerstören die Stoffe der körpereigenen Apotheke und können die Persönlichkeit des Menschen verändern, wenn sie dauerhaft eingenommen werden.

Wenn manche Ärzte und Forscher behaupten, die Demenz sei eine Alterserscheinung, so ist das ein Irrtum. Weil die Menschen älter werden, würde sich diese

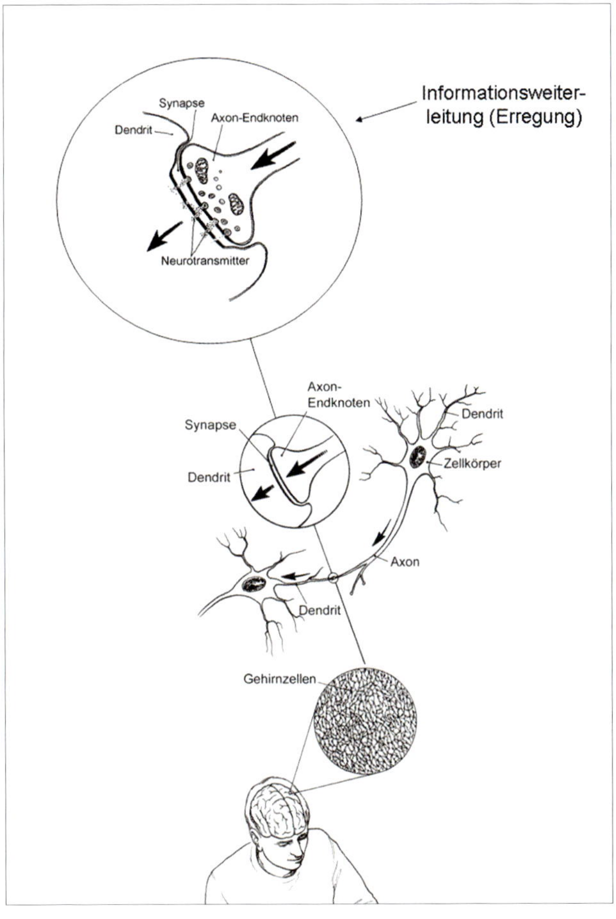

Abbildung 10: Das menschliche Gehirn und die Gehirnzellen (Neuronen) mit Synapsen in verschiedenen Vergrößerungen [modifiziert nach Benson 1996]

Erkrankung bis 2050 in Deutschland von 1,2 Millionen auf 2,4 Millionen verdoppeln, ist ihre Auffassung. Ich fühle mich bei der Behauptung zum energischen Widerspruch gezwungen. Die Demenz ist keine Alterserkrankung. Die Hirnphysiologie hat bewiesen, dass das menschliche Gehirn seine Nervenzellen bis ins hohe Alter regenerieren kann. Meine Hypothese besteht darin, dass die rapid zunehmende Demenz auf die vielen Medikamente und auf die vielen Umweltgifte, die der Mensch heute zu sich nimmt und anderer schädlichen Faktoren, die unsere technogen belastete moderne Lebensweise mit sich bringt, zurückzuführen ist. Aus dieser Tatsache sollte die Prävention gegen die Alzheimer Demenz einsetzen.

Der Urvater der modernen Medizin, Hippokrates (460-377 v. Chr.) schrieb: *„Die Krankheiten fallen nicht vom Himmel, sondern entwickeln sich aus kleinen Sünden wider der Natur. Erst wenn sich diese gehäuft haben, brechen die Krankheiten scheinbar plötzlich aus“.* Ähnlich äußerte sich der revolutionäre Arzt des Mittelalters, Paracelsus (Theophrastus von Hohenheim) 1493-1541: *„Es gibt nur eine einzige Krankheitsursache, nämlich den Ungehorsam gegen die göttlichen Naturgesetze“ und er forderte von den Menschen „Suche den Funken, der das Feuer Deiner Heilkraft in Dir entzündet“.* Diese Sätze von Paracelsus sind heute aktueller denn je, vor allem, wenn man beim Älterwerden gesund und jugendlich bleiben möchte.

Wann hört das Gesundsein auf und wann beginnt das Kranksein?

Es erhebt sich bei einer Einteilung in gesundes Altern und krankes Altern die Frage: Wo hört Gesundsein auf und wann beginnt das Kranksein? Der Übergang von Gesundsein zu Kranksein ist nicht abrupt. Er vollzeiht sich stufenweise von Gesundsein über das Vorfeld der Erkrankung (prämorbide Phase), über das Frühstadium bis zur Erkrankung, die sich wieder zur Gesundheit wenden kann (reversibel) oder chronifiziert (irreversibel) bleibt. In diesem Ablauf werden zwei Gegenläufige Prozesse wirksam: Die Sanogenese (Gesundheitsentwicklung) und die Pathogenese (Krankheitsentwicklung). Überwiegen die sanogenetischen Prozesse, sind wir mehr auf der Gesund-Seite. Überwiegen die pathogenetischen Prozesse, dann dominiert das Kranksein.

Durch eine gesunde Lebensweise und artgerechte Ernährung können wir die sanogenetischen Prozesse stärken. Meines Erachtens sollten nicht, wie in der Medizin üblich, die pathogenetischen Prozesse bekämpft werden, sondern die sanogenetischen Prozesse gestärkt werden. Das ist eigentlich der richtige Therapieansatz, der real Heilung von Erkrankten bewirken kann. Diesen forderte vor ca. 500 Jahren schon Paracelsus.

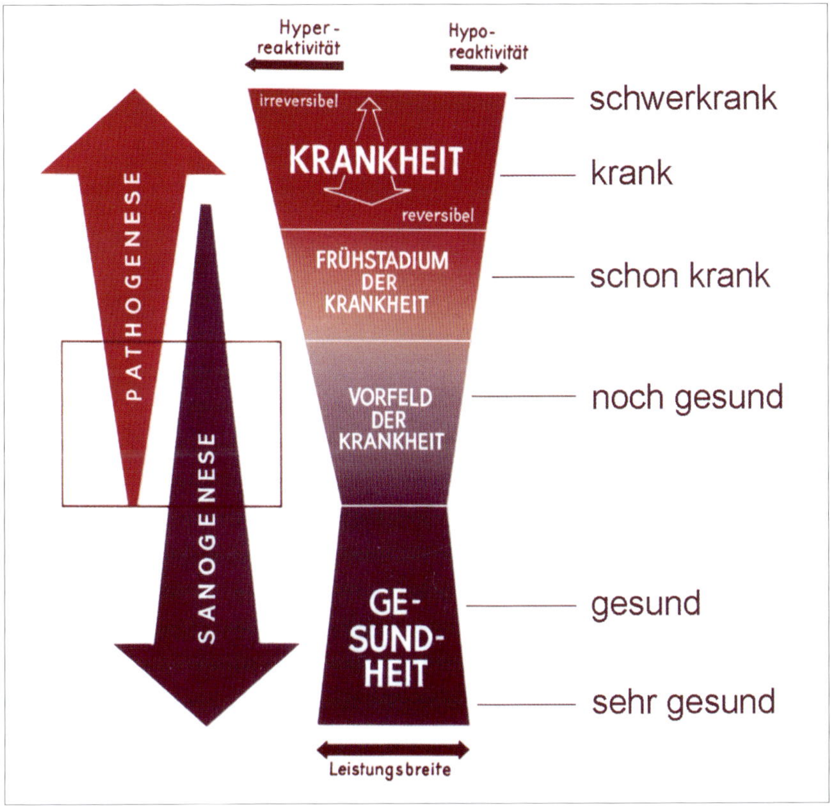

Abbildung 11:
Schema der Wechselbeziehungen zwischen Gesundsein und Kranksein bzw. Sanogenese und Pathogenese
[Hecht 1984]

Im Laufe eines Lebens kann man seltener oder häufiger diese sechs Stadien durchmachen. Es gibt auch Krisenzeiten, die ein „Ausschlagen der Gesundheitsskala" nach der kranken oder schwerkranken Richtung bewirken können, z. B. in Form von Depressionen. Durch unser Wissen, dass Krankheit nichts schicksalhaftes ist, sondern dieses Geschehen größtenteils in unseren eigenen Händen liegen kann, sollte jeder Mensch seine Lebensweise auf die sanogenetischen Prozesse orientieren. Das heißt, der Prävention statt der Therapie den Vorzug zu geben. Dabei sollte man sich das Zitat des römischen Dichters und Schriftstellers Seneca (4 v. Chr.-59 n. Chr.) zu Herzen nehmen: „Gesundheit beginnt im Kopf". Wir sollten als erstes unsere geistigen und emotionalen Prozesse einsetzen. Wir haben den Kopf zum Denken. Denken kann das größte Vergnügen des Menschen sein, schrieb der Schriftsteller, Regisseur und Dichter Bert Brecht (1898-1956). Zur gesunden Lebensweise gehört dieses Vergnügen. Eine Einteilung in sechs Gesundseinstadien nahm übrigens schon Avicenna, auch unter dem Namen Ibn Sina (980-1037) bekannt, vor.

Lebensaltererreichung und Gesundheitszustandserreichung

Seit Ende des Zweiten Weltkriegs, also seit ca. 60 Jahren, nimmt in Deutschland die Anzahl derer zu, die das 100. Lebensjahr erreichen oder überschreiten. Das soll mit steigender Tendenz erfolgen:

1950	zirka 200 Menschen	≥ 100 Jahre
1990	zirka 4.000 Menschen	≥ 100 Jahre
2010	zirka 10.000 Menschen	≥ 100 Jahre

Diese Zahlen geben aber keine Auskunft über den Gesundheitszustand der 100-jährigen.

Parallel dazu zeigt sich ein Trend, dass eine zunehmende Multimorbidität (mehrere Krankheiten zugleich) mit zunehmendem Lebensalter zu verzeichnen ist:

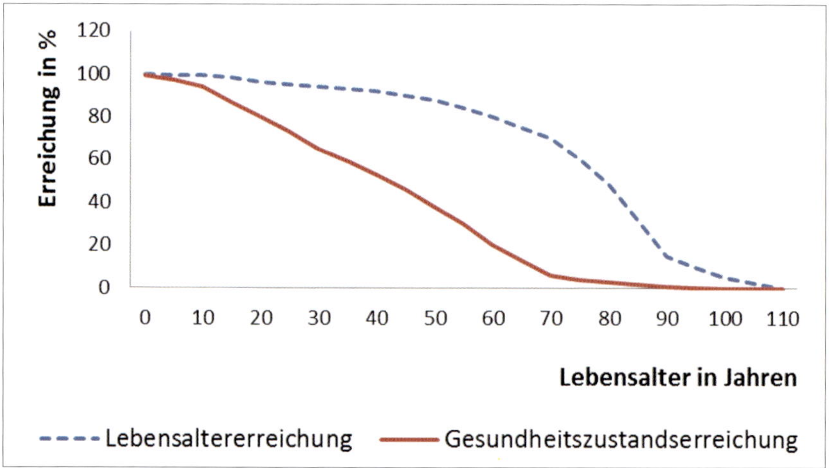

Abbildung 12: Gesundheitszustands- und Lebensalter-erreichung. Schlussfolgerung: Erhaltung der Selbst-betreuungsffähigkeit! [nach Razimov 1990; Heufelder und Bieger 2002; modifiziert von K. Hecht]

Prof. Dr. med. Fritz Beske, Leiter des Instituts für Gesundheitssystemforschung stellte in seinem Bericht am 24.02.2011 in Berlin fest: Überalterung führt zu höherer Multimorbidität (mehrere Krankheiten zugleich). Infolgedessen steigt der Versorgungsbedarf bei Pflegebedürftigen. Wegen zunehmenden Mangels an Fachkräften, wird der Versorgungsbedarf schwer zu decken sein. Die Kosten werden explodieren. Prof. Beske prognostizierte auch, dass sich bis 2050 die Demenzkranken von jetzt 1,1 Millionen auf 2,2 Millionen verdoppeln werden [Deutsches Ärzteblatt 108/12 2011, S. 511-512]. Niemand kümmert sich aber um die Ergründung der wahren Ursache. Die Prävention ist in Deutschland mit einem Tabu belegt. Dieser von Prof. Beske erstellte Prognose könnte aber damit entgegengewirkt werden.

Diese Informationen geben keinen Grund zum Jubeln, wenn andererseits verkündet wird, dass die über 100-jährigen mit steigender Tendenz in Deutschland zunehmen. Kein günstiges Verhältnis: vier Millionen Pflegebedürftige und 10.000 Hundertjährige (wobei davon ausgegangen werden muss, dass auch davon keine geringe Anzahl pflegebedürftig ist). Nicht alle sind sie fit und gesund wie der Schauspieler Johannes Heesters. Andererseits gibt es aber auch einen anderen Trend, der optimistisch stimmt und zeigt, dass auch eine größere Anzahl von Menschen gibt, die die WHO-Gesundheitsdefinition reflektieren, indem sie Selbstbetreuungsfähigkeit bis ins hohe Alter anstreben.

Es gibt wirklich eine erhebliche Anzahl von Menschen, die im Alter von 70 bis über 80 Jahre noch gesund sowie körperlich und geistig fit sind. Über diese Menschen wissen wir aber weit weniger als über Kranke, weil der Gesunde eben für die Medizin unauffällig ist.

Da ich in den letzten Jahren mit vielen rüstigen gesunden jugendlichen „Alten" Kontakte hatte (siehe Abb. 3), gestatte ich mir eine (zwar statistisch nicht gesicherte) Einschätzung darüber, warum es auch gesunde, elastisch gebliebene Senioren mit guter geistiger und körperlicher Fitness gibt.

1. Unverkennbar ist der Trend, dass die Zahl derer im Seniorenalter zunimmt, die gesundheitsbewusst leben und eine umfassende oder vielseitige gesunde Lebensweise betreiben. Neben der gesunden Ernährung ist es vor allem die Körperbewegung (Wandern, Nordic Walking, Schwimmen, Gymnastik), regelmäßiger Schlaf-Wach-Rhythmus, Entspannung, z. B. autogenes Training, Yoga, Meditation, Massagen, Bäder und Physiotherapie.

2. Ansteigend ist auch der Trend zur Inanspruchnahme von alternativmedizinischen und naturheilkundlicher Gesundheitsbetreuung. Das zeigte unter anderem eine Studie des Instituts für Demoskopie Allenbach im Jahr 2002. So stieg z. B. die Einnahme von Naturmitteln von 52 % (1970) auf 73 % (2002) der Gesamtbevölkerung.

3. Von Bedeutung für das gesunde Älterwerden ist aus meiner Sicht auch die „Ersatzteilmedizin".

- Zahnersatz bewirkt besseres Kauen, verbesserte Verdauung, bessere Lebensqualität, besseres Aussehen
- Sehkraftverbesserung durch Brillen und künstliche Linsen
- Gehörverbesserung durch Gehörhilfen, damit Verbesserung der sozialen Kommunikation und Vermeidung von sozialer Isolierung
- Bewegungsverbesserung durch künstliche Gelenke (z. B. Hüftgelenk), dadurch bessere Mobilität, größere Selbständigkeit, bessere Lebensqualität, Verminderung des übermäßigen Körpergewichts

4. Reisen: In Deutschland ist ein Teil der über 60-jährigen wohlhabend. Sie nehmen viele Reisen, aber auch private Kuren in Anspruch. Winterreisen in sonnige Gebiete, Bildung, vielseitige Erlebnisse, soziale Kommunikation und kulturelle Vielfältigkeit erhöhen Gesundheit und Lebensqualität.

5. Die Hygiene in der privaten Sphäre und in der Öffentlichkeit spielt gleichfalls eine wichtige Rolle.

6. Übernahme von ehrenamtlichen Funktionen, Enkelbetreuung, Familienhilfe usw. Die Beziehung Großeltern – Enkel ist für beide Seiten sehr wichtig. Die Enkel finden Vertrauenspersonen bei den Großeltern und werden in ihrer Entwicklung positiv beeinflusst. Die Großeltern genießen Lebensfreude und stimulieren ihr Stammesgedächtnis positiv.

Die aufgezeigten Gegensätze Pflegebedürftigkeit einerseits und geistige und körperliche Fitness mit hoher Lebensqualität andererseits jenseits der 60-Jahre-Grenze müssen zu denken geben und zu der Schlussfolgerung führen: Älterwerden ist nicht ein an Kranksein gebundener Prozess. Älterwerden kann ein von Gesundsein, von hoher Lebensqualität und von guter Fitness begleiteter Lebensablauf sein, bei dem die körperlichen Funktionen etwas nachlassen, die geistigen Prozesse jedoch weiter voll erblühen können und deshalb nur eine kurze oder keine Leidenszeit vor dem Ableben bleiben kann.

Nach heutigen Prognosen soll 2050 der Anteil der über 60-jährigen an der Gesamtbevölkerung 40 % und jener der über 80-jährigen 10-15 % betragen [Mayer et al. 2011]. Diese Ziffern sollten, ich wiederhole dies noch einmal nachdrücklich, meines Erachtens für die alternden Menschen verpflichtend sein, ein gesundes Altern als Zielstellung zu leben und die Selbstbetreuungsfähigkeit bis zum Lebensende weitgehend anzustreben.

Gibt es eine Lebensuhr?

Im alltäglichen Sprachgebrauch sagt man im Todesfall: Dessen Uhr ist abgelaufen. Meines Erachtens ist eine artspezifische Lebensuhr ein Naturgesetz. Wir wissen, dass Bäume hunderte von Jahren alt werden. Jede Tierart hat eine spezifische Lebenserreichung. In Bezug auf den Menschen soll es eine mögliche Begrenzung des Lebens auf zirka 120 Jahre geben – manche meinen 150 Jahre –, gewöhnlich ist es aber kürzer.

Es wird angenommen, dass sich die artspezifische Lebensuhr in der Evolution herausgebildet hat [Simonoff 1995]. Die Chronobiologie beschreibt die zeitlichen Abläufe im lebenden Organismus, die sich in schwingenden Regelkreisen reflektieren. Diese könnten als die innere Uhr des Menschen nachgewiesen werden. Der Sitz dieser inneren Uhr befindet sich in einem Kern des Gehirns, der als Nukleus suprachiasmaticus bezeichnet wird. Dabei spielen der Hell-Dunkel-Wechsel und das Magnetfeld der Erde eine wichtige, steuernde Rolle [Halberg et al. 1960, 1962, Aschoff 1963, Wever 1971; Hildebrandt et al. 1998 u. a.]

Christoph Wilhelm Hufeland schrieb in seinem Buch „Makrobiotik oder die Kunst das Leben zu verlängern“ [Hufeland 1796], dass der 24h-Tagesablauf ein Wechsel von Altern und Verjüngen sei. Nach Hufeland altert der Mensch während des Tages und ein erholsamer Schlaf, der dem Naturrhythmus im Tagesverlauf angepasst ist, verjüngt ihn. Er schreibt wörtlich: „Wir haben früh weit mehr Weichheit, Biegsamkeit, Kräfte und Säfte, genug, mehr den Charakter der Jugend sowie hingegen abends mehr Trockenheit, Sprödigkeit, Erschöpfung, also Charakter des Alters herrscht."

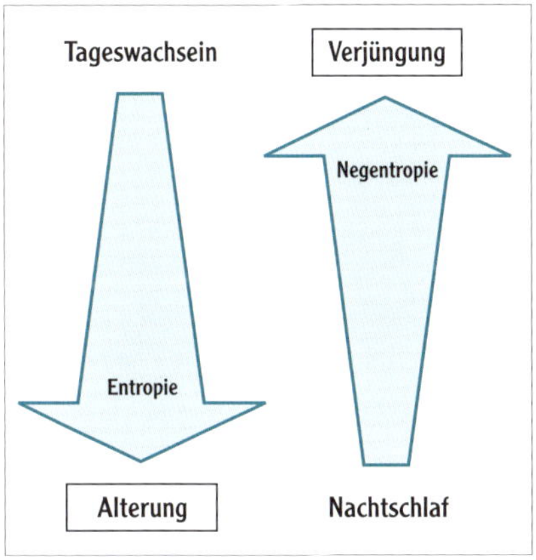

Abbildung 13: Harmonisch ausgeglichener Schlaf-Wach-Rhythmus hält jung (Archive Hecht)

Hufeland zeigte, wie wichtig der Schlaf für die tägliche Wiederherstellung der Jugendlichkeit, also der Juvenalisierung, ist. Diese Jugendlichkeit wird aber nur durch einen natürlichen Schlaf, der sich aus einem regelmäßigen Schlaf-Wach-Rhythmus ergibt, gewährleistet. Dadurch wird die alles entscheidende Schlafqualität erbracht. Zu wenig Schlaf, aber genauso zu viel Schlaf und noch schlimmer jede Unregelmäßigkeit stimulieren den Alterungsprozess. Ebenfalls stört jedes Schlafmittel. Wer nicht die durch den regelmäßigen Schlaf-Wach-Rhythmus zu gewährleistende Schlafqualität erreicht, wird schneller altern. Außerdem leidet darunter auch das Gedächtnis und das Immunsystem [Brown 1996].

Das sind neueste Erkenntnisse der deutschen Schlafmedizin.

Das Altern kann man als einen entropischen Vorgang verstehen. Die Entropie ist die Größe eines Wandlungsprozesses und ihr Maximum erreicht sie, wenn ein System energetisch instabil wird und an Leistung nachlässt bzw. keine Arbeit mehr ausführen kann. Bezogen auf den Tagesablauf werden wir als Menschen bei der Arbeit müde und vermindern das Leistungsvermögen. Das ist Entropie. Ein guter Schlaf schafft wieder Stabilität im System Mensch (oder auch Tier). Dieser Prozess wird als Negentropie bezeichnet. Sie erfordert Energiezufuhr. Diese bietet uns der natürliche, erholsame Schlaf.

Unter dem Aspekt der Entropie ist auch der lebenslange Alterungsprozess zu sehen. Friedrich Cramer [1998] führte die reversiblen und irreversiblen Zeiten im Leben eines Menschen chronobiologisch ein.

Erstens: „Die zyklische repetitive, reversible Zeit (t_r), die prinzipiell für alle schwingenden Regelkreise gilt, welche ein System bzw. eine Struktur darstellen und die durch Synchronisation und Resonanz zusammengehalten werden."

Zweitens: „Die einmalige, irreversible Zeit des Zeitpfeils (t_i)" von der Geburt bis zum Tod."

Die reversible Zeit (t_r) „garantiert" nach Cramer die *„Stabilität eines Systems auf jedem Niveau"*. Während der irreversiblen Zeit (t_i) dagegen können sich die Ereignisse nicht wiederholen, wie in der t_r. Die t_i ist einerseits genetisch durch die der jeweiligen

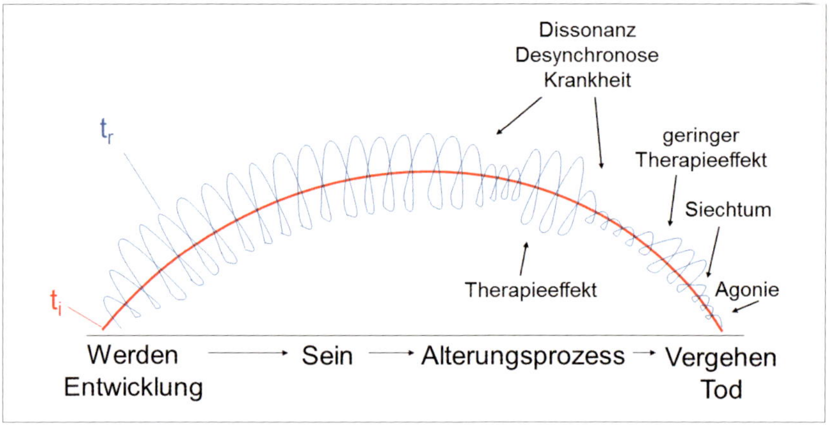

Abbildung 14: Krankhaftes, unnatürliches Altern

Spezies vorgegebene optimale Lebenszeit bedingt. Sie soll beim Menschen 120-150 Lebensjahre betragen. Andererseits kann die Lebensweise, welche die tägliche Regeneration bzw. Juvenalisierung sichert, bestimmen in welcher Qualität und wie lang t_i im Rahmen der vorgegebenen Spezies bedingten Lebenszeit verläuft. Während t_i können Dissonanzen und Desynchronosen von t_r auftreten. Das sind Krankheiten, Siechtum (Pflegefälle) und Agonie. Solche Abläufe sind das Charakteristische des krankhaften unnatürlichen Alterns. Dieser Prozess ist als Beispiel auch schematisiert in Abbildung 14 dargestellt.

Ein derartiger Lebensverlauf (t_i) kann auch weitestgehend ohne Krankheiten, Dissonanzen und Desynchronose, d. h. in ständiger regenerativer, juvenalisierender Funktion bis zum Lebensende ablaufen, etwa wenn als Negentropie die generelle gesunde Lebensweise wirksam wird. Das ist schematisch als Beispiel in Abbildung 15 wiedergegeben.

Um die Lebensuhr aufrecht zu erhalten, ist t_r der wichtigste Faktor für die Lebensqualität und ein gesundes, jugendliches Altern. Funktionelle Regelkreisbildungen, die die Lebensprozesse gewährleisten, stellen Schwingungen, als quasi das Ticken der Lebensuhr, dar. Das Ticken darf nicht zu schnell, auch nicht zu unregelmäßig erfolgen.

Regelkreise des Funktionssystems Mensch haben, ausgehend von der dynamischen Neuronennetzbildung des Gehirns und

Abbildung 15: Altern bei gesunder Lebensweise

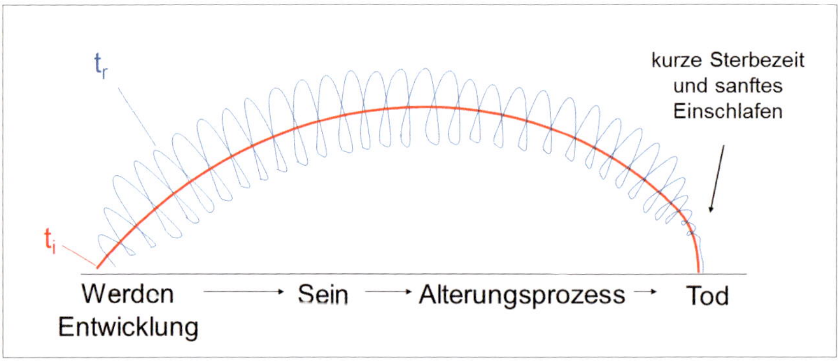

infolge sensibler und flexibler Rückkopplungssysteme, stets auch Konditionierungsfunktion. Durch derartige Lernprozesse vervollkommnet sich das System und kann die Neubildung von Nervenzellen im Gehirn bis ins hohe Alter gewährleisten.

Für das richtige Ticken der Lebensuhr ist der regelmäßige Schlaf-Wach-Rhythmus wichtig. Das hat schon Hufeland seinen Zeitgenossen empfohlen: „Es glaubt nämlich mancher, es sei völlig einerlei, wenn man diese sieben Stunden schlafe, ob des Tages oder des Nachts. Man überlässt sich also abends so lange wie möglich seiner Lust zum Studieren oder zum Vergnügen und glaubt, es völlig einzubringen, wenn man die Stunden in den Vormittag hineinschläft, die man der Mitternacht nahm. Aber ich muss jeden, dem seine Gesundheit lieb ist, bitten, sich vor diesem verführerischen Irrtum zu hüten." [Hufeland 1860]

Bewusste willentliche Beeinflussung der Lebensuhr

Die Lebensuhr als irreversible Zeit hat wie die biologische Uhr (reversible Zeit) ihren Sitz im Gehirn. Somit ist es möglich, mittels Bewusstsein und Willen die Lebensuhr (irreversible Zeit) zu beeinflussen.

Wie es uns Hufeland und Lichtenberg lehrten, spielt dabei die Lebensregelmäßigkeit nach den natürlichen Rhythmen eine herausragende Rolle. Aber auch der Wille kann dabei bedeutsam sein. Dazu möchte ich ein Beispiel von willentlichem Verhindern des Sterbens anführen:

Als Student erlebte ich während meines Praktikums auf einer Station der inneren Medizin folgendes. Ein Mann im Alter von 72 Jahren lag schwerkrank im Sterben. Bei der Visite äußerte er die Bitte, wir möchten seinen Sohn, mit dem er seit Jahren zerstritten war, kommen lassen, damit er sich vor seinem Tod mit ihm versöhnen kann. Wir riefen den Sohn an. Dieser weigerte sich, seinen Vater zu besuchen. Am nächsten Tag lebte der Patient noch wie am Tage zuvor und wieder bat er um den Besuch

Abbildung 16: Modellvorstellung der Lebensuhr

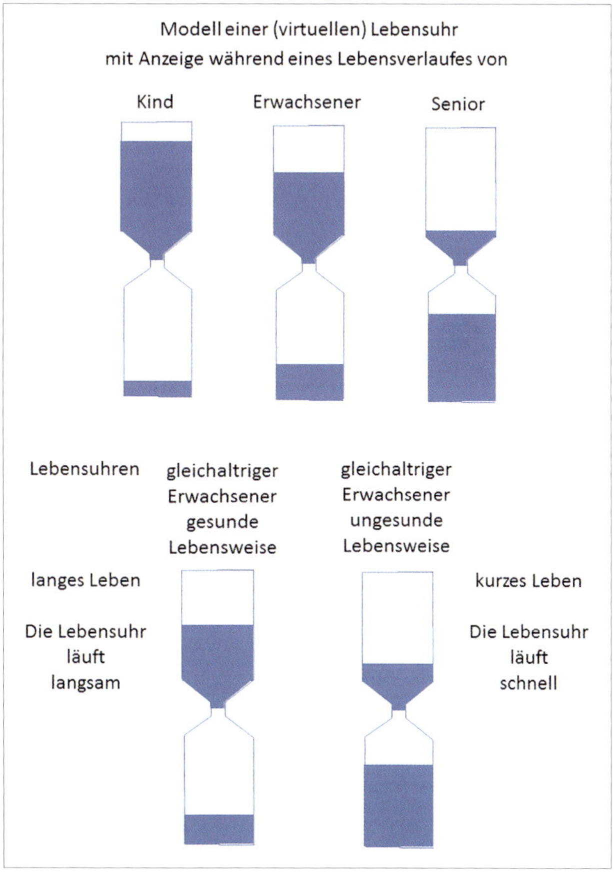

seines Sohns. Dieser lehnte wieder ab. Das wiederholte sich von Tag zu Tag. Ich hatte den Auftrag bekommen, jeden Tag nach der Visite den Sohn anzurufen. Nach vier Wochen entschloss sich der Sohn doch zu kommen. Er war etwa zwei Stunden bei seinem Vater. Nachdem der Sohn das Zimmer verlassen hat, verschied der Vater. Seinem Sohn konnten wir noch vor Verlassen des Krankenhauses diese Nachricht übermitteln.

Dieses Beispiel zeigt, dass der Wille zum Leben eine große Rolle spielt. Der Wille verlangt Energie, also Negentropie.

Willensstärke als Heilkraft

- Willensenergie, die sich in Mut, Hoffnung, Vertrauen, Freudigkeit und weiteren positiven Emotionen sowie Optimismus ausdrückt, ist das beste Heilmittel
- Willensstärke ist aber auch das beste Schutzmittel gegen Erkrankungen
- Je stärker die Willensenergie, umso stärker bildet sich ein unsichtbarer Schutzwall um den Menschen

[frei nach Greber 1937]

Willensschwäche macht krank

- Willensschwäche, die sich in Mutlosigkeit, Hoffnungslosigkeit, Verzagtheit, Hilflosigkeit, Angst und weiteren negativen Emotionen sowie Pessimismus ausdrückt, macht krank und hemmt den Heilungsprozess
- Willensschwäche ist quasi eine „Absaugpumpe" der Lebensenergie des Menschen, wodurch Körper und Geist geschwächt werden

[frei nach Greber 1937]

Negative Emotionen, die häufig auch durch Willensschwäche erzeugt werden verursachen stets Disharmonien im menschlichen Körper und Geist

Disharmonien in den geistig-emotionellen Prozessen des Menschen sind immer etwas Krankmachendes oder Krankhaftes

„Die Beseitigung der Disharmonie an dem geistigen Sein ist die Lebensaufgabe eines jeden Geschöpfes". [Greber 1937]

Wie alt kann der Mensch werden?

Mit Berufung auf die Bibel (Buch Mose 6.3) soll der Mensch ein Höchstalter von 120 Jahren erreichen können. An dieser Bibelstelle ist zu lesen, dass Gott wolle, dass das „Leben des Menschen fortan auf 120 Jahre beschränkt" sei. Dieses Alter soll der Prophet Moses erreicht haben. Die Angabe darüber, dass der Mensch 120 Jahre alt werden kann, findet man in vielen Büchern, die sich mit dem Alter des Menschen beschäftigen. Dabei wird nicht nur Bezug auf die Bibel genommen, sondern auch auf altchinesische Literatur. Folglich besteht die Auffassung, dass das normal erreichbare Alter eines Menschen 120 Jahre beträgt, seit mehreren tausend Jahren. Ist das wirklich real?

Die **Lebenserwartung** neugeborener Mädchen wurde 1994 mit 79,0 Jahren und die neugeborener Jungen mit 72,5 Jahren angegeben. Diese Lebenserwartung hat ansteigende Tendenz. Bis zu 120 Jahren fehlen aber bei den Frauen 41,0 Jahre und bei den Männern 47,5 Jahre.

Zur Zeit meiner Kindheit lag die **Lebenserreichung** für mich auf Grund meiner Erfahrungen zwischen 70 und 80 Jahren. Als 8- bis 11-jähriger sang ich in Donndorf im Unstruttal im Kinderkirchenchor. Wir sangen auch immer am Grab der Verstorbenen. Die Grabrede des Pfarrers enthielt immer die Formulierung, dass Gott es wollte, dass der Mensch das 70. Lebensjahr und wenn es hoch kommt, das 80. Lebensjahr erreicht. Meine Großeltern, die in diesem Donndorf lebten, erreichten das stattliche Lebensalter zwischen 76-82 Jahren. Trotz der Kluft von nahezu einem halben Jahrhundert zwischen erreichtem Alter und möglicher Altersgrenze wird berichtet, dass Menschen über 120 Jahre und älter werden können.

Als ältester Mensch wird im Buch Mose, S. 27, Methusalem beschrieben. Er soll einer der zehn biblischen Patriarchen der Vorsintflutzeit gewesen sein. Sein Alter soll 969 Jahre betragen haben. Dieses Alter wird angezweifelt. Es wird vermutet, dass diese Zahl ein Symbol sei oder der Altersbestimmung von 969 Jahren eine andere Zeitrechnung zugrunde gelegen habe [Simonoff 1995].

So sollen im alten Ägypten die Jahre mit unseren heutigen Jahreszeiten in Übereinstimmung gebracht worden sein. Dem Herrscher Narmer, der die beiden ägyptischen Reiche der roten und weißen Krone vereinigt hat (2900 v. Chr.) schreibt man ein Alter von 200 Jahren zu. Sollte wirklich das damalige Jahr gleich unserer Jahreszeit berechnet worden sein, so ist er nur 50 Jahre alt geworden [Simonoff 1995]. Jedenfalls wird heute ein alt aussehender Mann mit dem Spitznamen „Methusalem“ bedacht.

Wenden wir uns aber der Gegenwart zu. In Westeuropa wird die bis zu ihrem Tod schlanke Französin Jeann Calment als die weltälteste bezeichnet. Sie ist 1875 in Arles geboren und 1997 gestorben. Sie wurde also 122 Jahre alt und überschritt sogar die Zahl 120 Jahre. Im Kaukasus soll es auch Menschen geben, die über 120 Jahre alt geworden sind. Das wird aber häufig angezweifelt, weil es vor über 120 Jahren noch keine Geburtsregister in dieser gebirgigen Gegend gab. Ich habe aber in georgischen Teil des Kaukasus nahe des über 5.000 m hohen Kasbek mehrere Großfamilien kennen gelernt, in denen Männer lebten, denen nachgesagt wurde, über 120 Jahre alt zu sein. Als Beweis dafür wurden Ur-Ur-Ur-Enkel vorgestellt, die sie als ihre eigenen nannten. Das wären fünf Generationen. Wenn man das Zeugungsalter mit 20-25 Jahren zu Grunde legt, könnten schon über 120 Jahre herauskommen. Anekdoten über das hohe Alter von Männern und ihren guten Gesundheitszustand gibt es im Kaukasus sehr viele. Z. B. diese:

Drei über 100 Jahre alte Männer sitzen teetrinkend auf der Dorfbank und stellen im Gespräch fest, dass sie langsam alt werden. Der Erste: „Ich glaube ich werde alt.

Die Uhr am Kirchturm des Nachbardorfes (welches etwa 15 km entfernt war) sehe ich nur noch verschwommen." Der Zweite: „Ich glaube auch, dass meine Jugend zu Ende geht. Den 5.000 m hohen Berg kann ich nicht mehr flotten Schrittes gehen. Gestern hatte ich dabei Atembeschwerden." Der Dritte: „Ich muss Euch zustimmen. Auch bei mir zeigen sich Alterserscheinungen. Wollte ich doch heute früh bei meiner Frau beischlafen, wehrt sie mich mit den Worten ab: ‚Was willst Du denn schon wieder. Du warst doch erst vor einer Stunde bei mir'. Ja, ja, mein Gedächtnis das lässt als Zeichen des Altwerdens nach."

Ein Alter des Menschen bis zu 150 Jahre hält die russische Ärztin Galina Schatalowa für möglich. Sie leitete in den ersten Jahren der sowjetischen Raumfahrt die medizinische Auswahlkommission für Kosmonauten. Als 74-Jährige unternahm sie 1990 mit einer Gruppe der von ihr betreuten Sportlern einen 500 km langen Fußmarsch durch die Wüste.

Dr. Schatalowa beobachtete bei verschiedenen Tierarten, dass die Reifezeit (Entwicklung) meistens 1/7 der gesamten Lebenszeit beträgt. Im Vergleich setzt sie für den Menschen eine Reifezeit von 22 Jahren an und kommt daher zu einer Hypothese, dass der Mensch 154 Jahre alt werden kann. Um das zu erreichen, ist ihrer Meinung nach artgerechte Ernährung in Mengen von nur 250-400 Kalorien pro Tag erforderlich. Bei der nicht artgerechten Ernährung in großen Mengen werde der Stoffwechsel überfordert und zu viel Energie verbraucht, wodurch eine Verkürzung des Lebens folgt. Sie fordert des Weiteren nur Wasser zu trinken, richtig zu atmen, regelmäßige richtige Bewegung, dosiertes Sonnenbaden, harmonische Verbindung zwischen Bewusstsein und Unbewusstem, Abhärtung und im Einvernehmen mit der Natur leben.

Ihre Theorie hat sie mit zahlreichen Untersuchungen wissenschaftlich belegt. Der Titel ihres Buchs, dass auch in deutscher Sprache erschienen ist, lautet: „Wir fressen uns zu Tode". Vielleicht hat sie in Bezug auf die meisten Menschen der hochentwickelten Industrieländer Recht und möglicherweise auch auf Bezug des Alters 154 Jahre. Warum?

Beim Besuch der Westminster Abbey in London ist ein Grabstein mit dem Namen Thomas Parr zu sehen, der als Geburtsjahr 1483 und als Sterbejahr 1635 ausweist. Das wäre ein Lebensalter von 152 Jahren. Man erfährt in der Westminster Abbey, dass Parr eine asketische, vegetarische Lebensweise mit viel Bewegung in frischer Luft gepflegt haben soll. Die Obduktion nach Parrs Tod soll von Dr. William Harvey (1578-1657), Entdecker des großen Blutkreislaufs, vorgenommen worden sein. Dem Obduktionsbericht soll zu entnehmen sein, dass die Organe von Thomas Parr in bester Verfassung waren und sein Darm rein und sauber wie der eines Kindes. Die Geschichte klingt recht glaubhaft. Mystisch ist hierbei nur, dass der Obduktionsbericht erst im Jahr 1669 veröffentlicht worden sein soll, also 12 Jahre nach dem Tod von Harvey.

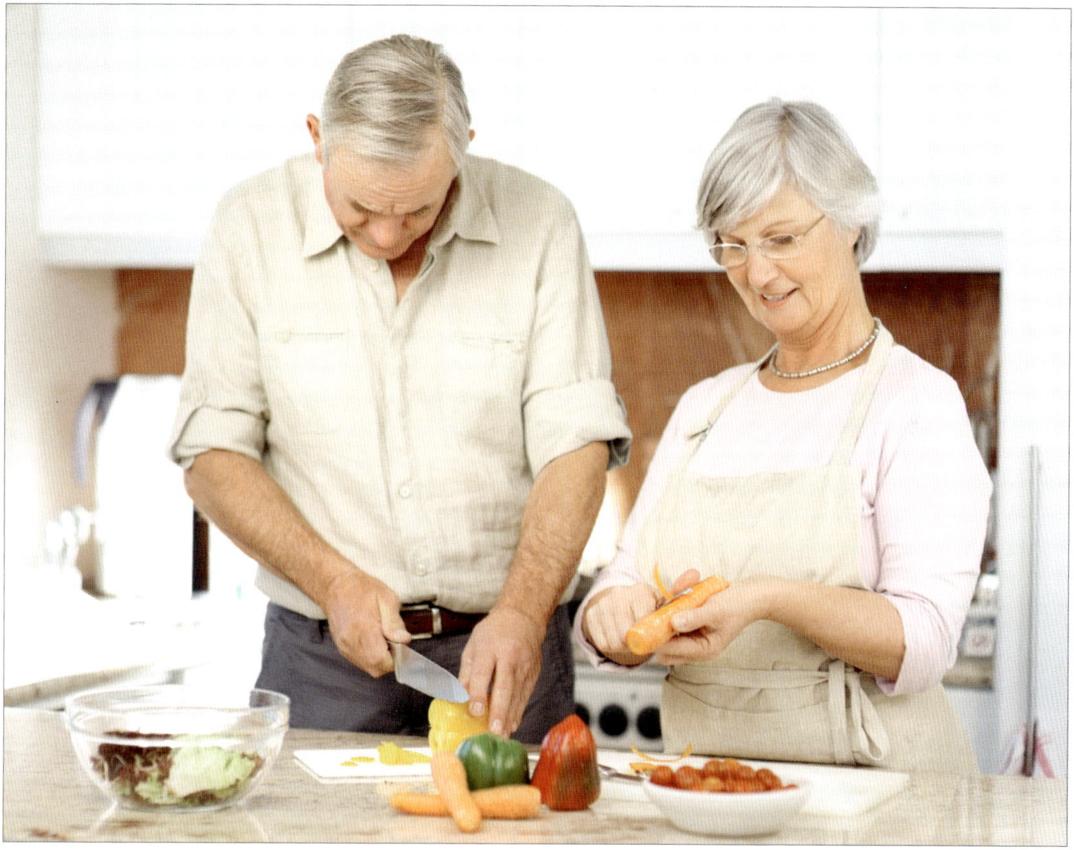

Abbildung 17: Selbstbetreuungsfähigkeit bis zum Lebensende, gleichberechtigt für Frau und Mann

Kriterium und Zielstellung: Selbstbetreuungsfähigkeit bis ins hohe Alter

Wenn wir von der anfangs angeführten WHO-Definition ausgehen, welche die Selbstbetreuungsfähigkeit bis ins hohe Alter als charakteristisch betrachtet, dann haben wir einen Maßstab für ein gesundes Altern und ein krankhaftes Altern.

Für das gesunde Altern wäre die Selbstbetreuungsfähigkeit nicht nur ein Charakteristikum, sondern auch eine Zielstellung, die sich derjenige, der sich ein gesundes und jugendliches Älterwerden wünscht, zu eigen machen sollte.

Da wir ein gesundes und krankhaftes Altern kennengelernt haben, bedeutet dies, dass der Alterungsprozess bewusst und willentlich beeinflusst werden kann. Hierbei sollen die sanogenetischen Prozesse gestärkt werden.

Es gilt heute als erwiesen, dass die eingeschränkte Gesundheit die wichtigste Ursache für eine geistige Leistungsminderung im Alter ist [Deeg 1996, Kanowski 1991]. So vertritt Kanowski die Auffassung, dass die „Leistungsfähigkeit im Alter stärker vom verbliebenen Gesundheitszustand als vom kalendarischen Alter abhängt". Nach dem heutigen Wissensstand kann davon ausgegangen werden, dass Alter und Gesundheit konfundiert sind und dass mit zunehmendem Alter Multimorbidität wahrscheinlich wird. Der Zeitpunkt der Morbidität und der geistigen Leistungsminderung ist unbestimmt und kann von jedem Menschen durch eine gesunde Lebensweise weit hinausgeschoben werden" [Hüppe 1997].

Verschiedene Untersuchungen zeigen auch, dass die Leistungsmotivation mit zunehmendem Alter abnehmen kann [Hüppe 1997]. Die Abnahme der Leistungsmotivation hat viele Ursachen, z. B. mangelnde gesellschaftliche Anerkennung („Wertlosigkeit"), soziale Isolierung, Einsamkeit, Hilflosigkeit, Hoffnungslosigkeit, Deaktivierung, psychotrope Pharmaka. Faktoren wie Lob und Anerkennung bei ehrenamtlichen Tätigkeiten, soziale Beziehungen und Stimulierung der positiven Emotionen vermögen, diesen Verlust zu kompensieren.

Deshalb ist es wichtig im Alterungsprozess nicht nur die Leistungsverminderung zu beachten, sondern auch die mangelnde Leistungsmotivation, als mögliche Ursache der Leistungsverminderung zu berücksichtigen. Das wäre aber nicht nur eine individuelle Angelegenheit, sondern eine Verpflichtung der Gesellschaft. Diesbezüglich ist es in Deutschland nicht gerade gut bestellt. In einer Notiz in der Bildzeitung vom 21.05.2011 wird auf der ersten Seite berichtet, dass jeder Zweite in Deutschland Angst vor Altersarmut habe. Die Studie wurde von TNSEmnid für die Bertelsmann-Stiftung durchgeführt. Es gibt noch zahlreiche andere Faktoren, die Deutschland nicht als altersfreundlich ausweisen. Zum Beispiel traten Angst, Verunsicherung und Hilflosigkeit auf, als im Mai 2011 plötzlich die Krankenkasse City-BKK Insolvenz anmeldete. In der City-BKK waren vor allem ältere Menschen versichert. Ihre Übernahme wurde von anderen Krankenkassen gesetzeswidrig abgelehnt. 168.000 Personen waren davon betroffen. So etwas beeinträchtigt die Leistungsmotivation der Menschen im Alterungsprozess.

Der Einfluss der Emotionen auf die Lebensqualität

Optimisten leben länger und gesünder als Pessimisten

Heute ist wissenschaftlich belegt, was Christoph Hufeland vor über 200 Jahren feststellte: Heilungsprozesse verlaufen bei einem Optimisten schneller und besser als beim Pessimisten. [Christoph Wilhelm Hufeland (1762-1838) in seinem Buch „Makrobiotik oder die Kunst das Leben zu verlängern" Berlin 1860, Verlag von Georg Reimer]

Wir gehen davon aus, dass einen Optimisten gewöhnlich vorwiegend beständig positive Emotionen dominieren. Bei einem Pessimisten (hier beziehen wir Depressive und emotionell Gehemmte [Traue 1998] mit ein) dominieren gewöhnlich vorwiegend beständig negative Emotionen. Aus zahlreichen wissenschaftlichen Arbeiten [Ornish et al. 2005; Benson 1996; Goleman 1996; Servan-Schreiber 2008 u. a.] ist zu entnehmen, dass positive Emotionen bei der Gesundung und beim Gesundsein eine wichtige Rolle spielen.

Goleman [1996] berichtete über folgende wissenschaftliche Studien, die belegen, dass der Optimist besser eine Krankheit übersteht als ein Pessimist.

Wissenschaftler maßen mit einem psychologischen Test die Intensität des Optimismus und Pessimismus bei 122 Männern, die ihren ersten Herzinfarkt erlebt hatten und kontrollierten ihren Zustand acht Jahre später. Nach acht Jahren wurde festgestellt, dass von den pessimistischen Männern 84 % gestorben waren, von den optimistischen nur 24 %.

Bei Patienten mit Bypassoperationen verlief bei den Optimisten der Heilungsprozess schneller als bei den Pessimisten. Des Weiteren stellten nach Coleman USA-Ärzte fest, dass **Depressionen** die eine andere Erkrankung begleiteten, das zuverlässigste **Prognosemaß für die Lebenserwartung** des Patienten waren. Z. B. starben von Patienten mit chronischem Nierenversagen jene, bei denen auch **schwere Depressionen diagnostiziert worden waren**.

Abbildung 18: Gemeinsames Erleben und Lachen: Das ist höchste optimistische Lebensqualität

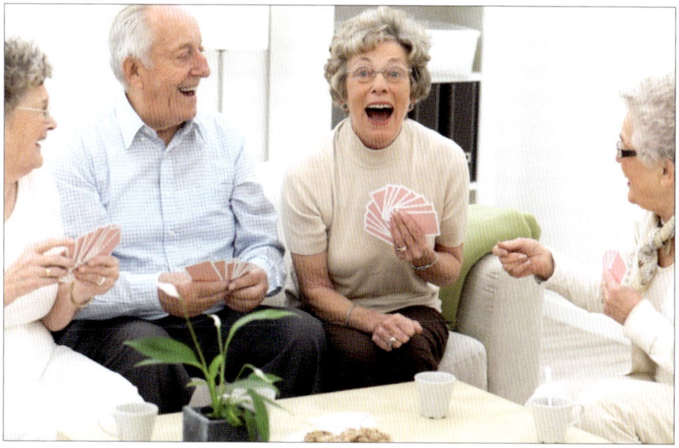

Die Sterbehäufigkeit bei Herzkranken mit schweren Depressionen war viermal höher als bei Nichtdepressiven [Goleman 1996].

Nach Untersuchungen von Frasure-Smith und Lesparance [2003] haben Menschen mit einem pessimistischen Lebensstil bzw. einer pessimistischen Lebenseinstellung eine höhere Erkrankungsrate an Herzinfarkt und Bluthochdruck sowie eine größere Sterberate nach überstandenem Herzinfarkt als die Optimisten.

Forscher aus Helsinki (Finnland) und Berkeley (USA) untersuchten sechs Jahre lang Männer im Alter von 42-60 Jahre aus Ostfinnland. Diese wurden einem psychologischen Test unterzogen, der sie in drei Gruppen einteilte: geringe, mittelmäßige und völlige Hoffnungslosigkeit. Nach sechs Jahren waren von diesen 2.428 Männern 166 gestorben. Sie gehörten alle der Gruppe völlige Hoffnungslosigkeit an. Davon starben 87 an Schlaganfall, 40 an Herzinfarkt, 10 an anderen Erkrankungen und 29 wurden Opfer von Unfällen. Die Forscher kamen zu der Schlussfolgerung, dass Hoffnungslosigkeit genauso gesundheitsschädlich ist wie Rauchen, Alkoholismus, Stress, Depressionen und Bewegungsmangel, also Faktoren, die lebensverkürzend wirken.

Die sogenannte Nonnenstudie, die von David Snodon [2001] über 15 Jahre an 678 Nonnen, alle Angehörige des „Ordens der Schwestern von Notre Dame" und im Alter von 73 bis 106 Jahre, zeigte, dass ein hohes Alter durch eine regelmäßigen, sinnvoll erfüllten, zufriedenen, freundvollen und glücklichen Lebensablauf ein hohes Alter in gutem Gesundsein erreicht werden kann.

Abbildung 19: Gehirnprozess während des Ablaufs von Emotionen (schematische Darstellung) [Hecht 2010]

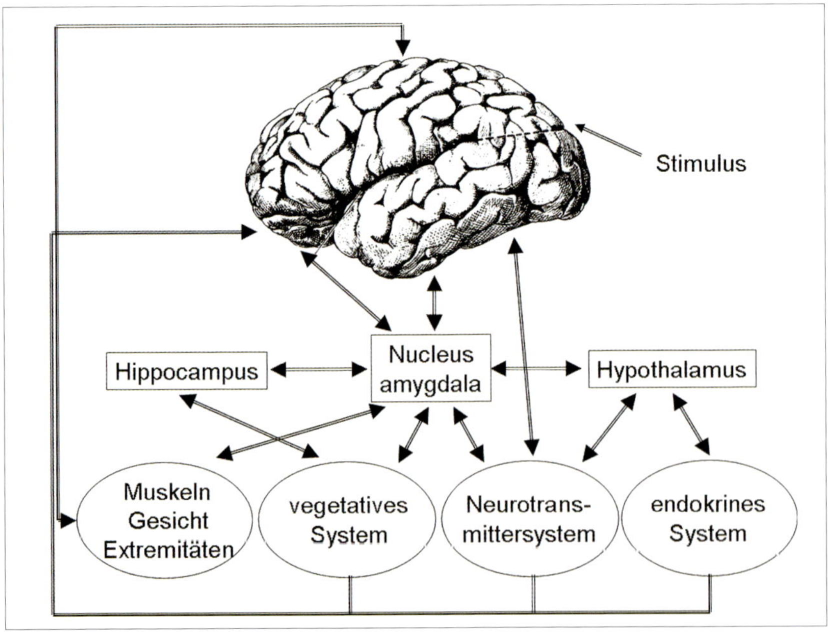

Noch etwas ist zu bemerken. Optimisten lieben besser und genießen das Lebensglück stärker als Pessimisten. Das Liebesglück der Optimisten ist keine Behauptung, sondern objektiv auf deren positive Einstellung zum Leben zurückzuführen [Psychologie heute, Juli 2006, S. 61].

Die vielfältigen Prozesse, die im Hirn während des Ablaufes einer Emotion vonstatten, gehen zeigt das Schema in Abb. 19.

Der Pessimist verkürzt sein Leben und verschlechtert seine Lebensqualität durch negative Emotionen und Kranksein

Die Grundhaltung eines Pessimisten ist durch Verzweiflung, Hoffnungslosigkeit, Hilflosigkeit, Angst, Schuldbewusstsein bei Rückschlägen und ohne Zielorientierung geprägt. Der Pessimist wird von negativen Emotionen beherrscht. Häufig erleidet er durch seine Haltung Misserfolge, die seine negative Einstellung noch erhärten. Manchmal ist ein Pessimist auch durch einen Perfektionismus gekennzeichnet und dadurch ständig gestresst. Depressive haben eine pessimistische Grundeinstellung.

Es gibt folgenden Spruch: *„Ein Pessimist sieht bei jeder Gelegenheit Schwierigkeiten und ein Optimist sieht bei jeder Schwierigkeit Gelegenheiten“.*

Negative Emotionen, die einen Pessimisten beherrschen, stören nicht nur seine Lebenserfolge, sondern gleichzeitig auch seine Gesundheit. Das demonstrieren folgende Beispiele:

Menschen mit vorwiegender Dominanz von negativen Emotionen (Pessimisten)

- haben eine höhere Mortalität (Sterberate) nach einem Herzinfarkt aufzuweisen als Optimisten [Freasure-Smith und Lesperance 2003]
- sind durch ein höheres Risiko für die arterielle Hypertonie gekennzeichnet [Jonas und Lando 2000]
- haben eine abnorme Asymmetrie der Hirnströme im rechten und linken präfrontalen Gehirn (vorderen Stirnhirn), die sich in einem Manko der linksseitigen Aktivierung ausdrückt [Rosenkranz et al. 2003].
- haben mit der stärker rechtsseitigen bioelektrischen Dominanz im vorderen Stirnhirn eine Schwächung des Immunsystems und können z. B. gegen Grippeviren wenig Abwehrkräfte bilden [Rosenkranz et al. 2003].
- weisen eine Enthemmung (verstärkte Aktivierung) der Hypothalamus-Hypophysen-Nebennierenrindenachse (HHN-Achse) aus und damit verbunden eine höhere Ausschüttung von Cortisol, das im Überfluss als ein immunschwächendes Stresshormon bekannt ist, wenn es das Gewebe überflutet [Rosenkranz et al. 2003].
- werden im Speichel erhöhte Cortisolwerte nachgewiesen [Buss et al. 2003].
- haben ein erhöhtes Risiko altersbedingter Gebrechlichkeit [Ostir et al. 2004].

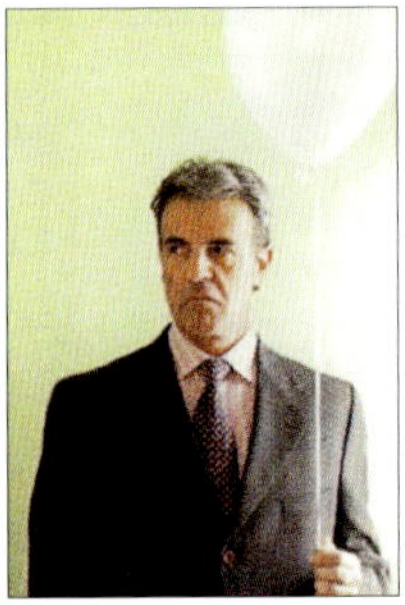

Abbildung 20:
Der Pessimist
[aus Psychologie heute, Okt. 2006, S. 17]

Nicht zuletzt wirken sich pessimistische Einstellungen und negative Emotionen auf das Immunsystem aus, z. B. durch Hemmung der Aktivität der Naturkillerzellen (weiße Blutkörperchen) [Lutgendorf et al. 2005].

Melisa Rosenkranz et al. [2003] haben in Untersuchungen gefunden, dass Männer und Frauen (n = 52) mit negativem affektivem Lebensstil (pessimistische Einstellung) eine schlechtere Immunabwehr haben, als frohgestimmte Menschen. Es wurde festgestellt, dass die Untersuchten mit dem negativen, emotionellen Lebensstil eine merkwürdige elektrophysiologische Asymmetrie in der rechten und linken Vorderhirnhälfte zeigen, die mit Immunschwäche korrelieren.

Nach einer Grippeimpfung konnten sie weniger Antikörper bilden als die Optimisten. Diese Personen sind auch durch eine hohe Stressempfindlichkeit, z. B. in Bezug auf das Herz-Kreislaufsystem gekennzeichnet [Jonas und Lando 2000]. Das Vorherrschen von negativen Emotionen bei einem Menschen bzw. Pessimismus ist gleichzustellen mit Rauchen und Alkoholabusus [Benson 1996].

Warum können der Pessimismus bzw. negative Emotionen so einen gravierenden negativen Einfluss auf das Gesundwerden haben? Dazu muss man wissen, dass unser Gehirn die Fähigkeit der Plastizität besitzt. Das bedeutet, dass es sich funktionell und strukturell verändern kann [Rüegg 2006].

Bei Pessimisten, Depressiven, emotionell Gehemmten, Menschen mit unbewältigtem Stress bzw. mit posttraumatischem Stresssyndrom wird die Neurogenese gebremst [Rüegg 2011] und somit die Plastizität des Gehirns eingeschränkt. Bremmer et al. [2000] konnten mittels Kernspintomographie (Bild gebendes Verfahren, welches die Strukturen und Funktionen des Gehirns darstellt) feststellen, dass der Hippocampus (Teil des emotionellen Zentrums im Gehirn) bis zu 20 % an Volumen bei Depressiven verlieren kann! Das gleiche wurde auch bei Menschen mit unbewältigtem Stress (Dominanz der negativen Emotionen) von Sheline et al. [1996] und Sapolsky [1996] festgestellt.

Diese Hemmung der Neurogenese wird bei Depressiven und Menschen mit unbewältigtem Stress, bei emotionell Gehemmten und psychischen Traumata durch übermäßige Überflutung des Gewebes mit Cortisol [Ruegg 2011] oder mit Endorphinen [Birbaumer und Schmidt 1996] bewirkt.

Bei Menschen mit gesunder Lebensweise, wozu ich folgende Elemente zähle,

- positive Emotionen
- geistige Aktivität
- Körperbewegung
- rhythmisches, meditatives Atmen, Meditation
- regelmäßiger Schlaf-Wach-Rhythmus
- hohe Schlafqualität
- gesunde Ernährung ohne Übergewicht
- vermeiden von Genussmitteln

wird die Neurogenese stimuliert, d. h. es können bis ins hohe Alter ständig Nervenzellen nachgebildet werden und damit auch ständig neue Nervennetze aktiviert werden [Rüegg 2011].

Der Optimist verlängert sein Leben und verbessert seine Lebensqualität durch positive Emotionen und Gesundsein

Die Haltung der Optimisten ist durch Hoffnung, Zuversicht, Mut, Zufriedenheit, Selbstbewusstsein, Glaube an sich selbst und auch bei Rückschlägen immer zielorientiert gekennzeichnet. Bei Optimisten dominieren positive Emotionen.

Menschen mit der Dominanz von positiven Emotionen (Optimisten)

- haben eine größere Überlebenschance bei überstandenem Herzinfarkt [Frasure-Smith und Lesperance 2003].
- verfügen über ein stabiles Herz-Kreislaufsystem und so über ein geringeres Risiko an arterieller Hypertonie zu erkranken.
- haben eine normale Asymmetrie der elektrischen Hirnaktivität des Vorderhirns mit einer betonten Aktivierung der linken Seite [Rosenkranz et al. 2003].
- haben eine erhöhte Stabilität des Immunsystems und können ausreichend Antikörper gegen Grippeviren bilden [Rosenkranz et al. 2003].
- haben ein gut funktionierendes Präfrontalhirn, welches den Mandelkern zu zügeln vermag und somit eine Enthemmung der Hypothalamus-Hypophysen-Nebennierenachse zu verhindern vermag.
- weisen keine erhöhte Konzentration an Cortisol im Speichel aus [Buss et al. 2003].
- vermögen das Risiko für altersbedingte Gebrechlichkeit zu senken [Ostir et al. 2004].

In diesem Zusammenhang soll noch erwähnt werden, dass es möglich ist, die Aktivität des vorderen Stirnhirns z. B. durch Hirnjogging zu trainieren und damit die Kontrolle über den Mandelkern zu verstärken. Diese Vorgänge konnten von Draganski et al. [2004] mittels hochauflösender dreidimensionaler Magnetresonanztomographie (MRT) nachgewiesen werden. Diese Autoren stellten mit der MRT fest, dass durch das Hirnjogging die Dichte der grauen Substanz des Stirnhirns (also die Dichte der Nervenzellen) zunahm. Wenn das Hirnjogging wieder eingestellt wurde, nahmen die Hirnzellen wieder ab.

Mit der gleichen Methode (MRT) konnte nachgewiesen werden, dass bei positiven Emotionen das linke Präfrontalhirn besonders aktiv war, was auf eine gut ausgebildete funktionelle Plastizität des Gehirns verweist.

Schließlich ist zu berichten, dass Meditationstraining die funktionelle Plastizität des präfrontalen Gehirns beträchtlich verbessern kann. Diese Tatsache belegen unter anderem Goleman [1996] und Davidson et al. [2003] mit folgenden Untersuchungen.

Davidson ließ unter Anleitung eines buddhistischen Mönchs 25 Angestellte einer Hightech-Firma, die unter starkem Stress standen, unzufrieden, überspannt und gereizt waren, ein achtwöchiges Meditationstraining (Mindfulness-Meditation; Achtsam-

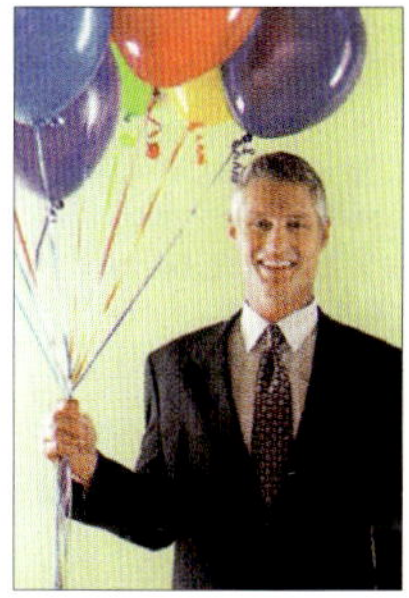

Abbildung 21:
Der Optimist
[aus Psychologie heute, Okt. 2006, S. 17]

keitsmeditation) durchführen. Danach fühlten sich die Teilnehmer des Trainingskurses wohler, zufriedener, ausgeglichener und entspannter. Kontrollen mittels EEG zeigten, dass sogar vier Monate nach dem achtwöchigen Meditationstraining das linke präfrontale Hirn deutlich eine höhere Aktivität aufwies als vor Beginn des Trainings. Davidson [2003] vertritt die Auffassung, dass die Zunahme der Aktivität des linken präfrontalen Hirns die Ursache für die bessere Befindlichkeit und Zufriedenheit der Untersuchten war.

Folglich ist es möglich, durch Meditation, meditatives Atmen funktionelle Lebenszufriedenheit, Optimismus, strukturelle Veränderungen im Gehirn herbeizuführen die die geistige Leistungsfähigkeit erheblich verbessern können.

Zum Optimisten gehört auch das Lachen.

Martin Luther (1483-1546), Reformator: „Auch wenn ich dächte, dass morgen die Welt unterginge, würde ich heute noch ein Apfelbäumchen pflanzen". Das ist Optimismus.

Emotionelle Intelligenz reflektiert die Weisheit eines Menschen und gewährleistet sein Gesundsein

In der Nilkomachischen Ethik, einer philosophischen Auffassung über Tugend, Charakter und ein Leben in Güte, stellt Aristoteles die Forderung, **unser Gefühlsleben (Emotionen) mit Intelligenz zu steuern**.

Aristoteles vertrat die Auffassung:

Unsere Leidenschaften (Emotionen) besitzen, wenn sie intelligent gesteuert werden, Weisheit.

Intelligenzgesteuerte Emotionen bestimmen

- unser Denken
- unsere ethischen Werte
- unser Überleben.

Mit emotioneller Intelligenz wird die Fähigkeit bezeichnet, die Gefühle (Synonym Emotionen) so zu steuern,

- dass sie der eigenen Persönlichkeit nützlich und förderlich sind
- dass man sie beherrscht und sich nicht von ihnen überwältigen lässt,
- dass man sie situationsabhängig zu steuern vermag,
- in das gesamte Verhalten integriert und
- dass man in den sozialen Beziehungen Empathie zu üben vermag.

Der amerikanische Psychologe Daniel Goleman [1996] hat in seinem Buch „Emotionelle Intelligenz" die Auffassung von Aristoteles in unsere Gegenwart verlegt und den Menschen, die unbeherrscht ihre Emotionen entgleisen lassen empfohlen, emotionelle Intelligenz zu erlernen und zu pflegen. Er führt folgende Geschichte aus:

„Ein kämpferischer Samurai kam zu einem Zen Priester und forderte diesen unhöflich auf, ihm Himmel und Hölle zu erklären. Der Priester antwortete: „Du bist nichts als ein Flegel, mit Deinesgleichen vergeude ich nicht meine Zeit!“ Der in seiner Ehre sich schwer getroffen fühlende Samurai geriet in rasende Wut, zog sein Schwert und brüllte: „Für Deine Frechheit sollst Du sterben.“ Darauf antwortete der Priester: „Das ist die Hölle“. Verblüfft von der Erkenntnis der Wahrheit dessen was der Priester über seine Wut verkündet hatte, beruhigte sich der Samurai, steckte gelassen sein Schwert in die Scheide zurück und dankte dem Priester mit einer Verbeugung für die ihm vermittelte Einsicht. „Und das ist der Himmel“. Mit diesen Worten verabschiedete der Priester den Samurai.“

Derartige Emotionen können auch beim modernen Menschen oft und leicht entzügelt und entgleist auftreten. Dann wirken sie als Störfaktoren im eigenen „Ich“ und im Gemeinschaftsleben. Unsere heutige dysstresserfüllte Lebensweise benötigt daher stets mit Intelligenz gesteuerte Emotionen.

Ich werde häufig gefragt: Wie erreiche ich emotionelle Intelligenz? Da meines Erachtens emotionelle Intelligenz zur gesunden Lebensweise zählt und in jedem Präventionsprogramm enthalten sein sollte, habe ich, zum Teil in Anlehnung an Goleman, [1996], zum Teil aufgrund meiner Erfahrungen folgende Verhaltenskriterien zusammengestellt.

1. Selbstbeherrschung

Die Ampel des emotionell intelligenten Verhaltens. Wenn Du in Wut, Zorn, Ärger, Hass, Eifersucht usw. gerätst, dann schalte sofort auf **rot:**

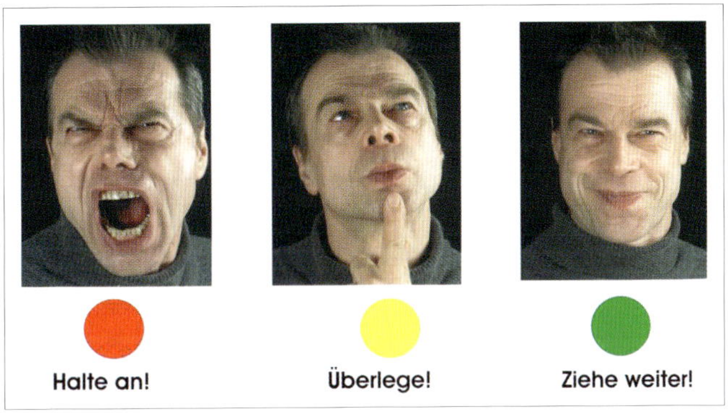

Abbildung 22:
Gesund und weise durch emotionelle Intelligenz
[Rüdiger Hecht, Hecht 2010]

- Halte an, beruhige dich und überlege und überdenke bevor du sprichst oder handelst.

Nun kannst Du auf **gelb** umschalten:

- Charakterisiere umfassend das Problem und analysiere, wie du dich fühlst.
- Stelle ein positives Ziel.
- Nutze viele Lösungsvarianten.
- Wäge alle möglichen Folgen im Voraus ab.
- Entscheide dich (auch intuitiv) für eine Handlung gemäß der Situation.

Nun bist Du einsichtig geworden, schalte auf **grün**:

- Ziehe weiter mit dem bestmöglichen Plan.
- Dabei sprich und handele überlegt und ruhig.

2. Einsicht und Einsichtigkeit durch emotionelle Selbstwahrnehmung

- Erkenne und benenne Deine Emotionen, wenn Du aufbraust.
- Verstehe die Ursachen für die eigenen Emotionen.
- Unterscheide zwischen Gefühlsausbrüchen und vernünftigem Handeln.

Voraussetzung für die Selbstbeherrschung ist die Fähigkeit, die eigenen Gefühle wahrnehmen und einschätzen zu können. Man soll sich die Fragen stellen: Warum werde ich wütend? Warum ärgere ich mich? Warum habe ich Angst? Warum werde ich aggressiv? Welchen Nutzen bringen diese Emotionen?

3. Optimistische Einstellung

Optimismus ist eine Auffassung bzw. Lebenshaltung, die das eigene bzw. menschliche Dasein im Ganzen als sinnvoll, werthaft und daher als gut einschätzt. Ein Optimist hält sein Leben als lebenswert und hat in seinen Handlungen Taten und Beziehungen Befriedigung und Erfüllung. Ein Optimist sieht die Ziele seiner Handlungen, Entscheidungen, Tätigkeiten, Leistungen immer unter einem positiven Aspekt, auch dann, wenn er Rückschläge, Niederlagen und Enttäuschungen erlitten hat. Er bewertet derartige Situationen als neue Orientierungshinweise, um Veränderungen im Leben vorzunehmen. Optimist sein heißt auch, sich selbst immer wieder anspornen zu können, auch wenn Rückschläge folgen und sich dabei über kleine Erfolge riesig freuen zu können. Der Optimist hat es immer leichter im Leben als der Pessimist.

Dazu möchte ich noch eine Fabel erzählen. Zwei Mäuse, eine optimistische und eine pessimistische spielten in der Speisevorratskammer eines Bauern. Plötzlich fielen sie beide in einen großen Topf, der voller Sahne war. Die pessimistische Maus dachte: „Ich bin hoffnungslos verloren", entwickelte keine Rettungsaktivitäten und ertrank. Die optimistische Maus stellte nach einer kurzen Analyse fest: „Die Situation ist ernst, aber nicht hoffnungslos und begann zuversichtlich in dem Sahnetopf mit den Pfoten zu paddeln. Nach einiger Zeit derartiger Aktivität verwandelte sich die Sahne in Butter und es bildete sich ein Butterkloß, der in der Buttermilch schwamm. Die optimistische Maus setzte sich darauf, erholte sich und konnte ihr Mauseleben uneingeschränkt fortführen.

Diese Geschichte habe ich auch immer meinen Studenten erzählt. Schon oft haben mir diese (heute als Ärzte tätig) bei späteren Treffen gesagt: „Ihre Geschichte hat mir geholfen, schwere Lebenssituationen zu überwinden."

4. Empathie

Empathie ist die Fähigkeit, sich in die Gefühle und Gedanken anderer Menschen so hineinzuversetzen, als erlebe man deren gefühlte Situationen oder Schicksale selbst.

Die empathische Haltung ist immer mit moralischen Aspekten, moralischen Entscheidungen verbunden. Empathie heißt mitfühlen können, Anteilnahme am Schicksal und Leid anderer zu haben und adäquate Tröstungen zu geben. Die Grundlage für die Empathie ist die Selbstwahrnehmung der eigenen Gefühle. Je besser wir unsere eigenen Gefühle kennen und wahrnehmen, desto besser können wir die Gefühle anderer wahrnehmen und deuten. Untersuchungen an Schülern und Medizinstudenten kurz vor Abschluss ihres Studiums zeigen, dass der größte Teil nicht die Fähigkeit zur Empathie besitzt.

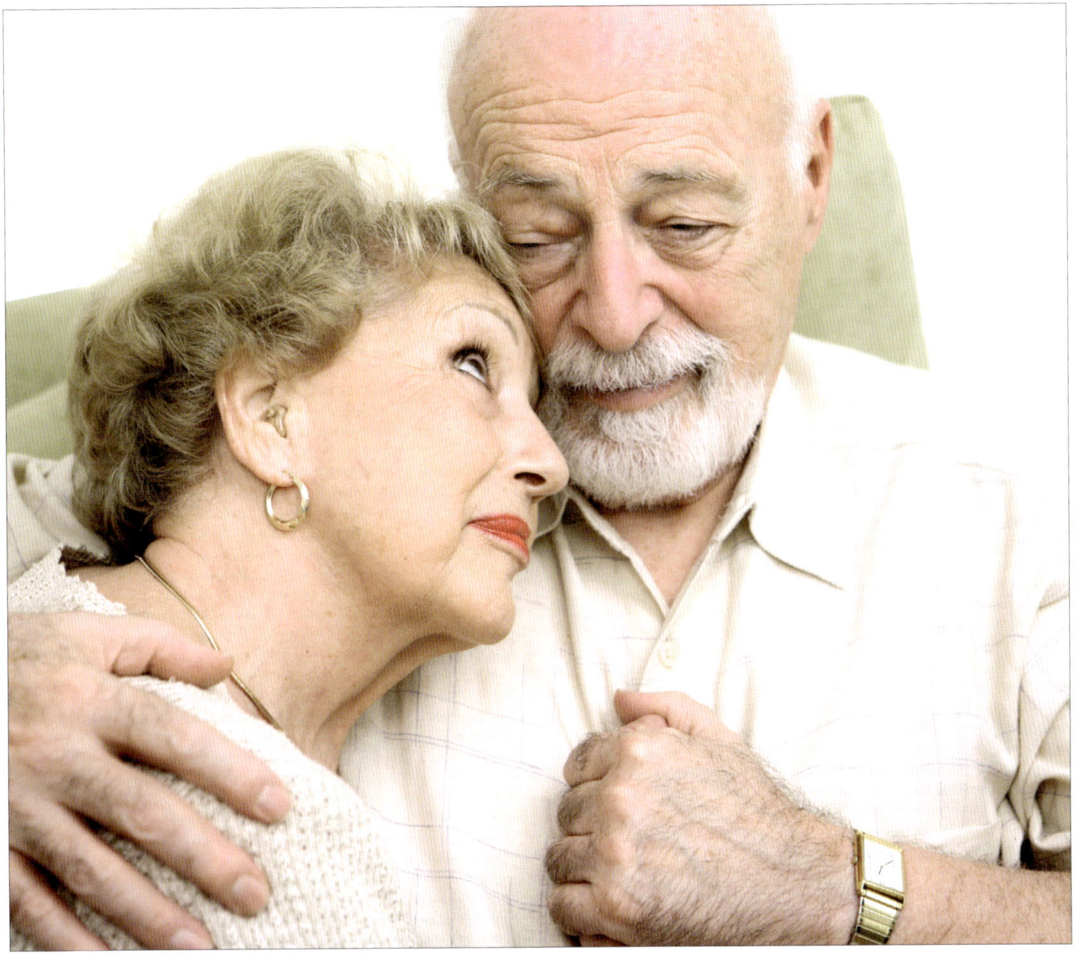

Abbildung 23: Gegenseitige Empathie – Basis für gegenseitiges Verstehen und glückliche Zweisamkeit

5. Intuition besitzen

Intuition ist die Fähigkeit, einen Erkenntnisgewinn aus einer unmittelbaren automatischen Informationsverarbeitung und –bewertung instinktiv zu erhalten, z. B. in Form von plötzlichen Einsichten oder spontan richtige Entscheidungen zu treffen bzw. richtig zu beurteilen. Die Intuition wird als ein „instinktiver" Gefühlskomplex bezeichnet, der uns veranlassen kann, erwogene Strategien, Handlungsweisen und Entscheidungen sofort mit großer Sicherheit aufzugeben und gemäß der gegebenen neuen Situation gleichfalls mit großer Sicherheit adäquat, d. h. richtig zu entscheiden oder zu handeln. Als Intuition wird auch die Fähigkeit, „aus dem Bauch heraus" entscheiden zu können, bezeichnet.

6. Tolerant und nicht nachtragend sein

Wenn man einen anderen Menschen be- oder verurteilt, sollte man daran denken, dass man selbst auch Charakterschwächen oder Fehlhaltungen haben kann. Im Mittelpunkt muss immer die Sache stehen, um die es geht. Wenn eine Sache geklärt ist, und das sollte Ziel jeder Konfliktlösung sein, dann ist dies als abgeschlossen zu betrachten. Nachtragend sein, d. h. zu einem späteren Zeitpunkt eine bereits geklärte Angelegenheit wieder aufzutischen, schafft neue Konflikte und zeugt von mangelnder emotioneller Intelligenz.

7. Kooperativ sein und mit anderen Menschen begeisterungsvoll zusammenarbeiten können

Gemeinsam ist man stärker als allein. Das gilt ganz besonders für kranke Menschen, die häufig in die Einsamkeit verfallen. Beim Aufbau von neuen Beziehungen Vertrauen und Kritik als Einheit betrachten. (Analysieren nach dem Ampelsystem) Blindes Vertrauen kann genauso schaden wie überkritische Voreingenommenheit. Es ist auch gut, Freundschaften zu pflegen und Freunde zu haben. Echte Freundschaften benötigen Empathie.

8. Charisma besitzen

Auf andere ausstrahlen können. Sich selbst und andere begeistern und mitreißen können. Dafür ist der Optimismus wichtig.

9. Bescheiden sein und mit dem was man hat glücklich und zufrieden sein

Streben und Gier nach Reichtum zerstört die positiven Emotionen und stört die Gesundheit. Extreme Armut tut das auch. Deshalb ist soziale Gerechtigkeit gefragt.

Glück und Zufriedenheit hängen weniger vom materiellen Reichtum ab, wie es zahlreiche Studien belegen, sondern mehr von geistig-emotionellem, ethisch-moralischem und freudeerfüllendem Reichtum. Sich täglich über vieles zu erfreuen macht glücklich.

10. Jeden Tag soll man kontrollierte Lebensfreude genießen

Folgende kleine Geschichte soll das illustrieren: In früheren Zeiten lebte ein älterer Graf. Wenn er morgens das Haus verließ, steckte er sich eine Handvoll weißer Bohnen in die linke Jackentasche. Jedes Mal wenn er tagsüber ein freudiges Erlebnis hatte, gab er eine von den Bohnen in die rechte Jackentasche. Anlass dazu gaben ihm z. B. ein schönes Blumenfeld, heller Sonnenschein, der Gruß eins jungen Menschen, ein Plausch auf der Straße mit anderen Menschen, lachende Kinder, Hilfsbereitschaft einer Frau, ein gute Essen und vieles anderes mehr. Nach dem Abendessen setzte er sich hin (er hatte glücklicherweise noch keinen Fernseher) und zählte die Bohnen, die er in die rechte Jackentasche gesteckt hatte. Bei jeder erinnerte er sich an das freudige Erlebnis und freute sich erneut und feierte seine Freude. Selbst wenn er nur eine Bohne in der rechten Tasche fand (was selten vorkam) freute er sich über den gelungenen Tag, der sein Leben lebenswert gestaltet hatte. **Zur Nachahmung empfohlen!**

11. Für bestimmte Zeit unter bestimmten Umständen Verzicht üben zu können

Natur- und technische Katastrophen, aber auch persönliche Rückschläge und soziale Not können jedermann jeden Tag treffen. Es ist gut, wenn man darauf vorbereitet ist. Deshalb sollte man jede Woche einmal Verzicht üben. Damit werden in einem Ernstfall Schock, Panik, Angst, posttraumatischer Stress und Handlungsunfähigkeit erspart bleiben oder vermindert werden.

12. Einheit von Wort und Tat

So wie man redet, sollte man immer handeln. Wenig versprechen, aber konsequent das Versprochene einhalten. Das Tun und Handeln ist überzeugender als viele Worte. „An ihren Taten, nicht an ihren Worten sollt ihr sie messen".

13. Selbstkritik üben können

Wenn Probleme, Konflikte u. ä. auftreten, sollte man zuerst seinen Anteil am Geschehen oder an den Ereignissen analysieren, bevor man andere beschuldigt. Es gibt keine fehlerfreien Menschen und „ich" selbst bin auch nicht fehlerfrei. Wer aktiv ist wird mehr Fehler machen als der, der nichts tut.

Selbstkritik heißt aber nicht, sich mit Schuldgefühlen zu belasten. Bei Selbstkritik ist das Ampelsystem der Emotionen angebracht. (siehe 1)

14. Strategien entwickeln, um spontan Konflikte zu lösen bzw. nicht aufkommen zu lassen

Ein Onkel von mir löste Konflikte wie folgt: Wenn meine Tante ihm Vorwürfe über Fehlhaltungen oder spätes Heimkommen von einer Kneiptour machen wollte, reagierte er mit den Worten „Schreib alles auf, was Du mir sagen willst. Ich werde das morgen in Ruhe lesen". Wenn ihn jemand mit einem Tiernamen beschimpfte, nahm er seinen Hut ab, bedankte sich freundlich für das Kompliment oder für die Ehrung und ließ den Beschimpfenden außer Acht, der verblüfft seinen Schimpf einstellte.

15. Beschwichtigung der Angst und der Sorgen. Dem Gedankenkarussell Einhalt gebieten

„Angst" und „Sorgen machen" äußern sich:

1. in gedanklich grübelnden, ängstlichen Gedankenspielen, die sich meistens kreisend wiederholen und zu einem Stereotyp entwickeln
2. in körperlichen Reaktionen, z. B. Herzrasen, Schwitzen, Muskelverspannung, Stress (Stresshormone stimulieren)

Beides schränkt Aktivitäten und Handlungen ein und schafft eine Dominanz von negativen Emotionen. Auch hier lohnt sich der Einsatz des Ampelsystems. Störung der kreisenden Gedanken durch „rot": Einhalt gebieten, sachlich überlegen: Warum machst Du Dir Sorgen? Warum hast Du Angst? Lohnt es sich, sich damit zu belasten? Kannst Du die Probleme nicht besser lösen? Wie ist das möglich?

→ Weiter auf „gelb" schalten: Lösungsvarianten aufstellen → grün: Grübeln und Jammern beenden.

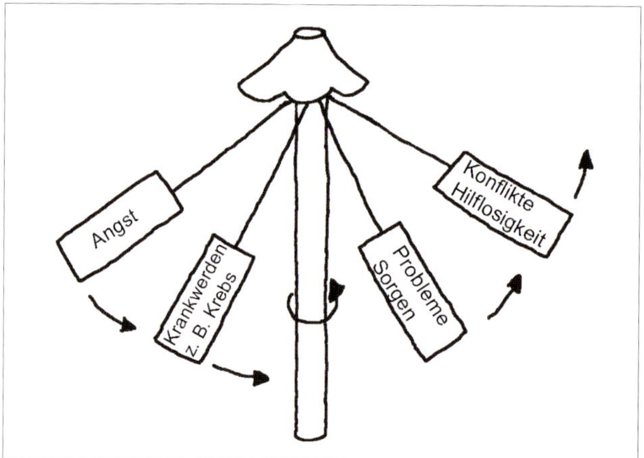

Abbildung 24: Gedankenkarussell (Grübeln) erzeugt Dysstress, hindert am Einschlafen und fördert das schnelle Altern

Diesem Gedankenkarussell muss Einhalt geboten werden. Das Loslassen von belastenden Problemen ist wichtig.

Eugen Roth glossierte das Gedankenkarussell wie folgt: „Zwei Dinge trüben sich beim Kranken a) der Urin und b) die Gedanken". Das braucht aber nicht zu sein.

Denken Sie beim „Gedankenkarussell" daran, dass in jedem Schlechten (Negativen) etwas Gutes enthalten ist. Sie müssen nur danach suchen und wenn Sie es gefunden haben, wie der „Bohnengraf" sich freuen. Dass die Suche des Guten im Schlechten nützlich sein kann zeigt Ihnen folgende Geschichte:

„Ein König hatte einen Sohn, der immer dann, wenn etwas schief ging oder ein Misserfolg oder Missgeschick passierte, sagte: „In jedem Schlechten ist etwas Gutes enthalten." Eines Tages verletzte sich der König bei der Jagd, wobei ihm die Hälfte seiner linken Hand abgerissen wurde. Der Sohn machte nach diesem Missgeschick die Bemerkung „In jedem Schlechten ist etwas Gutes enthalten". Da wurde der König sehr böse, weil er diesen Spruch als Beleidigung auffasste und sperrte seinen Sohn ins Gefängnis Nachdem die Handwunde geheilt war, machte der König mit seinem Gefolge eine Exkursion nach Afrika. Dort verirrte sich die Gruppe in ein Kannibalendorf. Der Häuptling musterte alle. Als er den König nur mit einer halben Hand vorfand, schickte er ihn als nicht vollwertig verspeist zu werden weg. Als einzig Überlebender kehrte er zurück und dachte an die Worte seines Sohns. Er ging sofort ins Gefängnis, ließ seinen Sohn frei und bat ihn um Verzeihung. Der Sohn sagte lächelnd „Gut dass Du mich ins Gefängnis gesteckt hast, denn sonst hättest Du mich mit nach Afrika genommen und die Kannibalen hätten mich verspeist."

16. Viel Lachen und auch über sich selbst, d. h. über kleine eigene Schwächen lachen können

Lachen ist gesund – Lachtherapie wird auch bei Erkrankten angewendet. Wenn Sie sich diese Eigenschaften der emotionellen Intelligenz aneignen, dann haben Sie eine hohe emotionelle Intelligenz und werden immer glücklich sein.

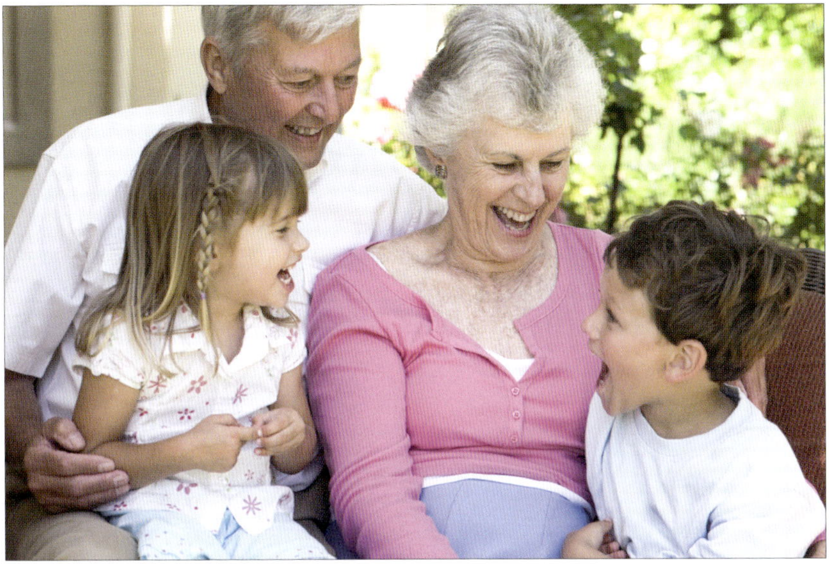

Abbildung 25: Optimismus und herzlich lachen erhalten das Gesundsein

In allen Lebensetappen ist Lachen gesund. Ältere Menschen haben manchmal das Lachen verlernt. Sie sollten sich im Zusammenleben mit jungen Menschen das Lachen erhalten bzw. wieder zurückholen.

Bei Aneignung und Stärkung der „emotionellen Intelligenz" können Meditation, meditatives und kontrolliertes Atmen und Yoga hilfreich sein.

Optimismus, Lachen, Singen, Geselligkeit, Glaube, Hoffnung, Liebe u. a. sind dazu angetan, das positiv-emotionelle Menschenbild zu entwickeln. Damit sollte aber möglichst in der Kindheit begonnen werden. Die Schulung der Gefühle muss daher eine wichtige Aufgabe sein.

Erste Zeichen eines Paradigmenwechsels: Positive Medizin, Psychologie und Psychotherapie

Erkenntnisse haben dazu geführt, dass sich positive Medizin, Psychologie und Psychotherapie entwickeln. Die positive Medizin hat das Ziel, den Kranken zu befähigen, seine inneren Kräfte und Reserven sowie seine Resistenz und Resilienz kennen zu lernen und mit diesen Erkenntnissen, unterstützt von den Ärzten, seine Gesundheit wieder herzustellen oder zu verbessern. Dr. Albert Schweitzer (1875-1965), Nobelpreisträger, als Urwalddoktor bekannt, postulierte „Wir Ärzte tun nichts anderes, als den Doktor im Inneren zu unterstützen und anzuspornen. Heilen ist Selbstheilung".

Selbst Schwerkranke mit onkologischen Erkrankungen können auf diese Weise wieder gesund werden [Servan-Schreiber 2008; Hecht 2010]. Glaube, Wille, Hoffnung, Optimismus und persönliche Aktivität sind dabei von besonderem Nutzen.

Die positive Psychologie wurde von Martin E. P. Seligman, einem bekannten US-amerikanischen Psychologen, begründet [Seligman 2010]. Als Grundlage der positiven Psychologie sieht er die Aufgabe positive Emotionen, menschliche Stärken und Tugenden zu entwickeln, wozu auch die Grundtugend Liebe gehört, welche Menschenfreundlichkeit, Großzügigkeit und die Fähigkeit nicht nur zu lieben, sondern auch geliebt zu werden, gehört. Für ein gesundes Altern sind dies wichtige Voraussetzungen.

Als Schutzschild gegen Schicksalsschläge, Krankheiten und psychische Störungen ist eine seelische Widerstandskraft aufzubauen, die Seligman Resilienz nennt.

Die positive Psychotherapie wurde von dem in Deutschland lebenden iranischen Arzt Nossrat Peseschkian [2009] realisiert. Die Aufgabe der positiven Psychotherapie besteht nach Peseschkian darin, nicht alles mit positiven Vorzeichen zu versehen, sondern durch Differenzierung aus dem Gesamtverhalten positive Verhaltensanteile und konfliktarmes Verhalten von Krankheitssymptomen zu trennen. Ziel ist es den Patienten zu befähigen, seine Probleme besser lösen zu können. Für dieses Anliegen ist es wichtig, die vorangestellten sechs Krankheitsstufen zu berücksichtigen (Abb. 11, Seite 23). Positive Medizin, Psychologie und Psychotherapie beurteilen den Menschen in seiner Ganzheit in Beziehung zu seinen sozialen und Umweltbeziehungen. Das ist wichtig für das gesunde Altern.

Durch richtiges Atmen und Meditation zur inneren Harmonie

Wie soll man richtig Atmen?
Mit geschlossenem Mund rhythmisch Atmen.
Langsam und lang gezogen tief durch die Nase einatmen,
langsam und lang gezogen tief durch die Nase ausatmen.

Der Ausatmungszug sollte immer etwas länger sein als der Einatmungszug.

Das kann wie folgt durchgeführt werden.

Zweitaktatmung:

Einatmen |________________|
Ausatmen |________________________|

Während des Atmens sind die Augen zu schließen. Die Gedanken sollen sich nur auf den Atemrhythmus konzentrieren.

Der Atemrhythmus muss ununterbrochen bewusst wahrgenommen und gedanklich konzentriert gesteuert werden.

Optimal ist, wenn die Körperprozesse mit dem Atemrhythmus mitschwingen und dabei Ruhe, Wärme und Ausgeglichenheit fühlbar wird.

Mit dem meditativen rhythmischen Atmen kann man zu seinem inneren Leben finden. Mit bewusstem Erleben

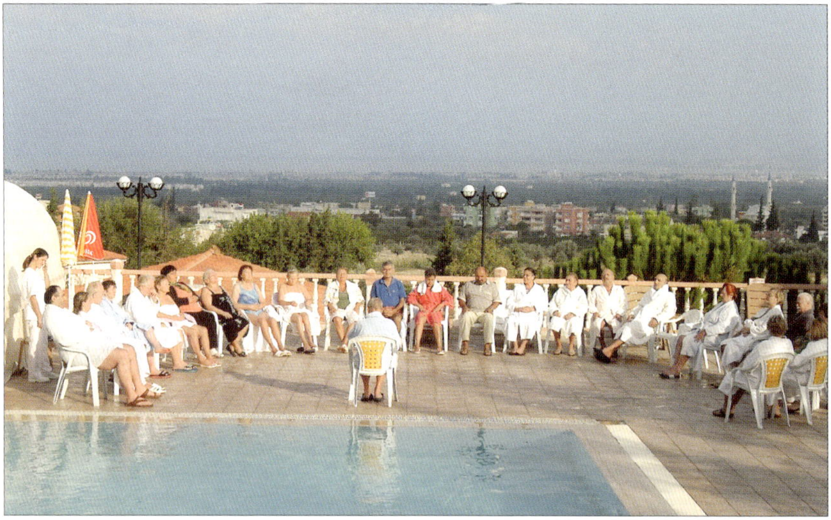

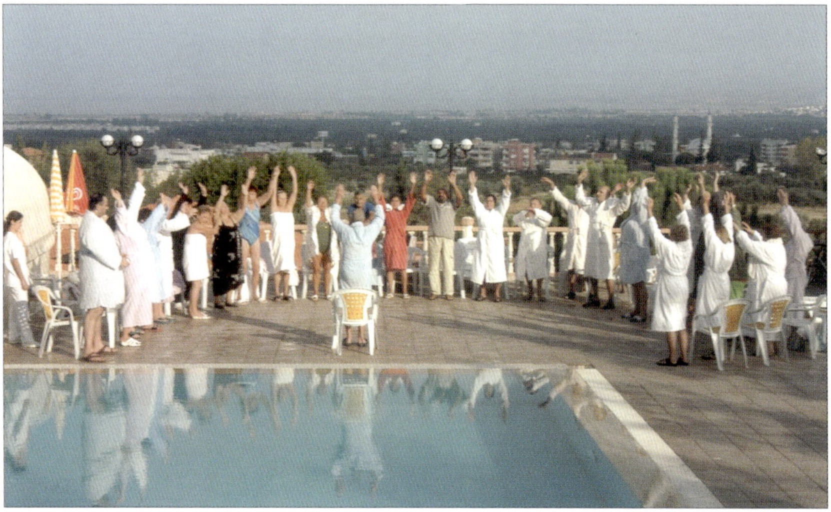

Abbildung 26 (2): Tägliche Atemübung am Morgen nach dem Thermalbaden im Kurzentrum NaturMed, Davutlar, Westtürkei (oberes Bild).

Die Atemübung wurde immer mit der Imagination abgeschlossen: „Ich bin gesund, ich bin glücklich, ich bin stark, ich bin jung, ich bin schön". Empfehlung: mehrmals am Tag imaginieren. Imaginieren = sich etwas vorstellen (unteres Bild)

[Archiv Hecht]

des eigenen Innenlebens wird Ruhe, Optimismus, Freude, innerer Friede und normale Eigenliebe erzeugt.

Um das wichtige Innenleben voll in den Heilungsprozess einzubeziehen, besteht in einigen Krebskliniken in den USA in den ersten Wochen absolutes Handyverbot. Dafür wird dem Patienten täglich mehrere Stunden rhythmisches, mental gesteuertes, bewusst wahrgenommenes Atmen verordnet. Häufig gepaart mit Yoga und Meditation. Derartige Maßnahmen haben bis zur völligen Ausheilung von Tumorerkrankungen geführt [Servan-Schreiber 2008]

Abbildung 28 (rechts): Verläufe des systolischen Blutdrucks (BD) und der elektrodermalen Aktivität (EDA) während eines 10-minütigen meditativen Atmens mit kurzem „Wegfliegen“ der Gedanken, wodurch sich der Blutdruck kurzzeitig erhöht.
[Hecht 2010]

Atemrhythmus und Meditation.

Mit dem mental gesteuerten, bewusst wahrgenommenen Atmen kann zum Beispiel ein Mantra, d. h. ein Wort, kombiniert werden. Infolgedessen wird meditiert und man kommt in einen Zustand zwischen Wachsein und Schlaf, bei dem aber alles erlebt wird. Die Hirnströme zeigen den Thetarhythmus (4-7 Hz). Als Mantra können z. B. ausgewählt werden:

Frie → de
Lie → be
Freu → de
Einatmen → Ausatmen

Wenn man sich ein Mantra ausgewählt hat, soll man immer nur dieses verwenden. Das stabilisiert die Meditation.

Körperbewegung und Atemrhythmus.

Wichtig ist beim Laufen, Gehen, Wandern, Joggen, Nordic Walking den Atemrhythmus und die Schrittfolge sowie beim Schwimmen die Arm- und Beinbewegungen zu koordinieren. Damit wird die Körperbewegung optimiert und die geistig-seelisch-körperliche Gesundheit stimuliert.

Mit Innenkonzentration (Nach-Innen-Kehrung) durch meditatives rhythmisch bewusst wahrgenommenes, mental gesteuertes Atmen können wir den „Funken unserer Heilkraft“ finden (Paracelsus).

Nun ist es nicht einfach, die Gedanken nur wenige Minuten nach innen zu richten. Sehr schnell „fliegen“ sie weg und beschäftigen sich mit Außenproblemen. Deshalb ist beim Erlernen des meditativen Atmens Konzentration und Selbstkontrolle von unermesslicher Wichtigkeit. Es ist notwendig, die wegfliegen wollenden Gedanken zu zügeln und sie konzentriert „im Zaum zu halten“, wie ein wildes Pferd. Gleichzeitig übt man nämlich mit dem meditativen Atmen auch die Konzentrationsfähigkeit. Außerdem ist es möglich, seine Körperprozesse mittels Aktivierung von Neuropeptiden zu steuern, z. B. den Blutdruck zu senken und die Relaxation messbar zu bewirken, wie die Abbildungen 27 und 28 demonstrieren.

Die Übereinstimmung der beiden Verläufe in Abbildung 27 zeigt, dass Emotionen und Gedanken (Konzentration) sich in guter Übereinstimmung befinden.

In Abbildung 28 konnte die emotionelle Komponente (EDA) beherrscht werden, die mentale Komponente dagegen nicht, denn zweimal flogen die Gedanken weg, was mit einem Anstieg des systolischen Blutdrucks verbunden war. Eine Ermahnung zur Konzentration, die ausgeführt wurde, senkte den Blutdruck wieder.

Abbildung 27 (unten): Verlauf des systolischen Blutdrucks (BD) und der elektrodermalen Aktivität (EDA) einer Person während 10-minütigem meditativem Atmens, welches sehr konzentriert durchgeführt wurde.
[Hecht 2010]

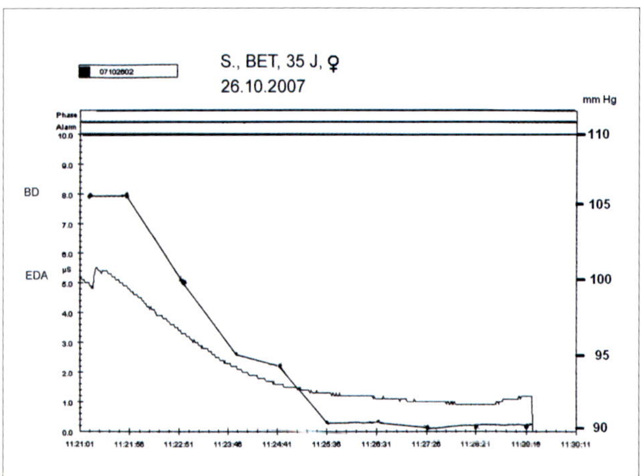

Unser Atemrhythmus reagiert immer auf das, was wir erleben. Er ist eng an die Emotionen gekoppelt.

Die gestresste Lebensweise, das nach außen gekehrte Sein, lassen den Menschen leider schneller, oberflächlicher, unrhythmischer und hechelnd atmen als es seine Physiologie fordert.

Die natürliche, normale Atmung soll 4-7 Atemzüge/Minute betragen.

Heutiger Kompromiss:

- normal (aber schon unnatürlich): 8-15 Atemzüge/Minute
- heute weit verbreitet: > 5 Atemzüge/Minute (unnatürlich) und dies schadet der Gesundheit

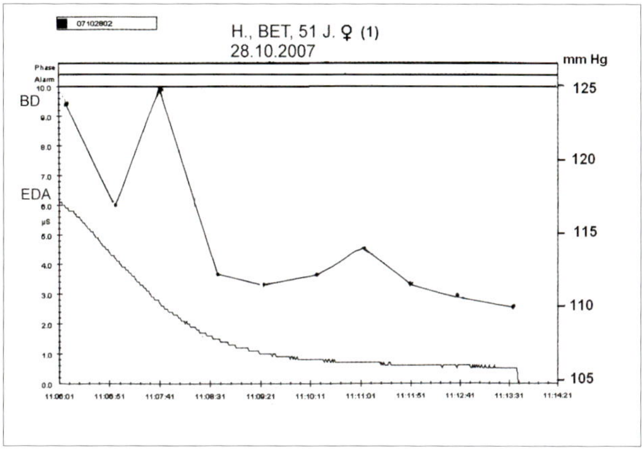

Atmen ist wichtiger als Essen. Erst atmet der Mensch, dann lernt er das Trinken, danach das Essen. Die Wichtung dieser natürlichen Reihenfolge nach der Geburt sollte während des ganzen Lebens eingehalten werden.

Singen und Musizieren hält jung und gesund

Es ist bekannt, dass schon seit Jahrtausenden die Musik und Gesänge zur Heilung von Kranken eingesetzt worden sind.

Aus dem Alten Testament ist zu entnehmen, dass die Depressionen des Königs Saul von David mit seiner Harfe geheilt worden sind. Klassische Musik kören und selbst musizieren und singen stimuliert die positiven Emotionen und schafft innere Harmonie. In meinen ersten Schuljahren wurde der Unterreicht mit einem Gebet begonnen und mit einem Lied beendet. Bei Schulausflügen wurde gleichfalls gesungen. Ich kann heute noch weit über 100 Kinderlieder, Volkslieder, Wanderlieder und andere singen. Ich singe noch gerne, weil ich dabei in fröhliche, heitere Stimmung komme und mich sehr wohl fühle. Das Singen ist leider im Laufe der letzten 50 Jahre zumindest in Deutschland verloren gegangen. der Walkman bzw. mp3-Player berieselt junge Menschen.

In den letzten Jahren hat man sich in manchen medizinischen Einrichtungen der Heilkraft des Singens besonnen. So wurde die Initiative Singender Krankenhäuser gegründet (www.singende-krankenhäuser.de). Von Wolfgang Bossinger, Katharina Neubronner ist „Das Buch heilsamer Lieder" herausgegeben worden. Auch in der Therapie von Patienten mit Alzheimer Demenz wird singen von Kinderliedern mit teilweise

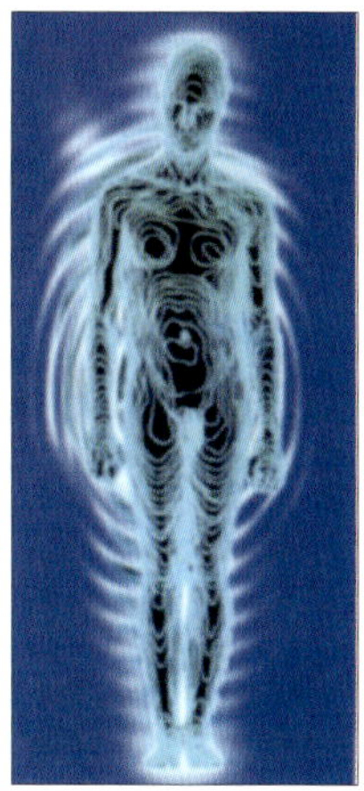

Abbildung 29:
Der Mensch als lebendes Instrument
[Ch. Tietze Gerhards (2009), Raum und Zeit 162, S. 34]

sehr gutem Erfolg eingesetzt. Aus meiner Sicht gehört Singen mit zur Prävention dieser Erkrankung.

Worin liegt das Wesen der heilenden oder präventiven Musik oder des Singens? Mein Kollege, der Grazer Chronobiologe Prof. Dr. Maximilian Moser hat es zutreffend formuliert: „Der Mensch ist ein Instrument". Unsere Funktionen laufen in einem breiten Spektrum von Rhythmen (Synonym: Schwingungen) ab, mit Wellenbewegungen von 10^{-12} bis 10^{8}. Die Musik und das Singen sind rhythmische Umweltweinflüsse. So treten innere und äußere Schwingungen in Harmonie auf und rufen Resonanzen hervor.

Meine Doktoranden Elenor Weiland und Bernd Smeczynski [1985] sowie Peter Buch [2000] haben die Wirkung von Musik auf die Schmerzen der Zahnbehandlung untersucht und dabei erstaunliche Effekte erzielt. Schon die hohe negativ emotionelle Erwartungsreaktion (Stress) vor der Zahnbehandlung im Wartezimmer, die häufig größer ist als während der Behandlung, wird durch Musik induzierte Relaxation herabgesetzt.

Abbildung 30: Herzfrequenz von drei Personen, die gemeinsam „Mantrasingen" werden innerhalb von wenigen Sekunden synchronisiert [Bossinger (2010), Raum und Zeit, 166, S. 31]

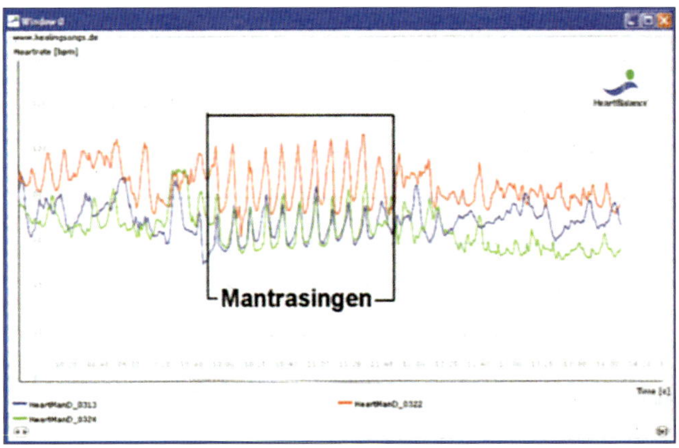

Gewöhnlich können durch Singen und klassische Musik die Rhythmen vieler Körperfunktionen synchronisiert und somit harmonisiert werden. Dies geschieht in wenigen Sekunden. Besonders geeignet für die Harmonisierung von Körperfunktionen ist Mantrasingen. Das zeigten Forschungsergebnisse von Prof. Dr. Maximilian Moser und des Musikpädagogen Wolfgang Bossinger.

Die Kurve zeigt die Verläufe des Herzrhythmus von je drei Mantrasängern. Kurze Zeit nach Beginn des Singens beginnen sich die Verläufe der drei Herzrhythmuskurven zu synchronisieren. Was für die Herzfrequenz gültig ist, kann auch bei anderen Körperfunktionen wie Blutdruck, Atmung und Stoffwechselprozess beobachtet werden.

Was stellt Musik dar? Durch Instrumente und Stimme erzeugte Klänge, die rhythmisch, melodisch und harmonisch wahrgenommen werden und eine nonverbale soziale Kommunikation der Menschen bewirken. Musik führt in allen Kulturen zu emotionalen und ästhetischen Reaktionen, wodurch Synchronisation kollektiver Handlungen und sozialer Zusammenhalt gefördert wird [Lexikon Naturwissenschaft (2000): Band 2, S. 398]

Funktionseigenschaften der Musik sind:

- Erzeugung von Emotionen
- Musik schafft Ordnung im Chaos der Hirnfunktionen (bei Erkrankungen)
- Musik ist Erinnerungsträger, Melodien und Rhythmen im Langzeitgedächtnis
- Musik fördert die Gemeinschaft
- Musik stimuliert Bewegung
- Musik beruhigt und
- fördert erholsamen Schlaf

Der Einfluss von Musik auf die menschlichen Körperfunktionen lässt sich an vielen Parametern messen:

- Herzfrequenz
- Atemfrequenz
- elektrische Hautaktivität
- Blutdruck
- Stoffwechsel
- Neurotransmitter
- Hormone
- Verdauungsfunktion
- EEG
- EKG
- EMG

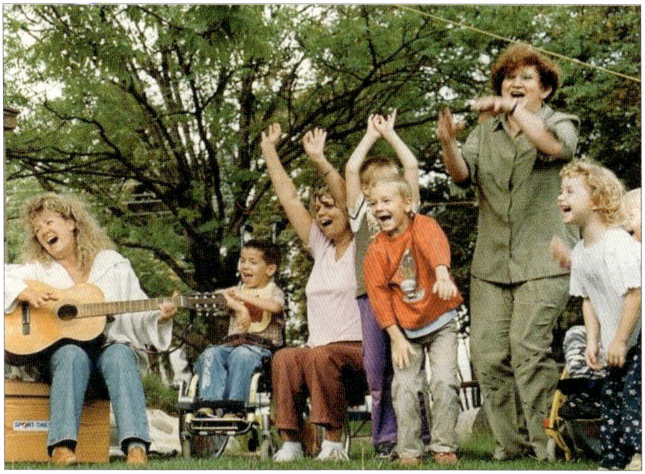

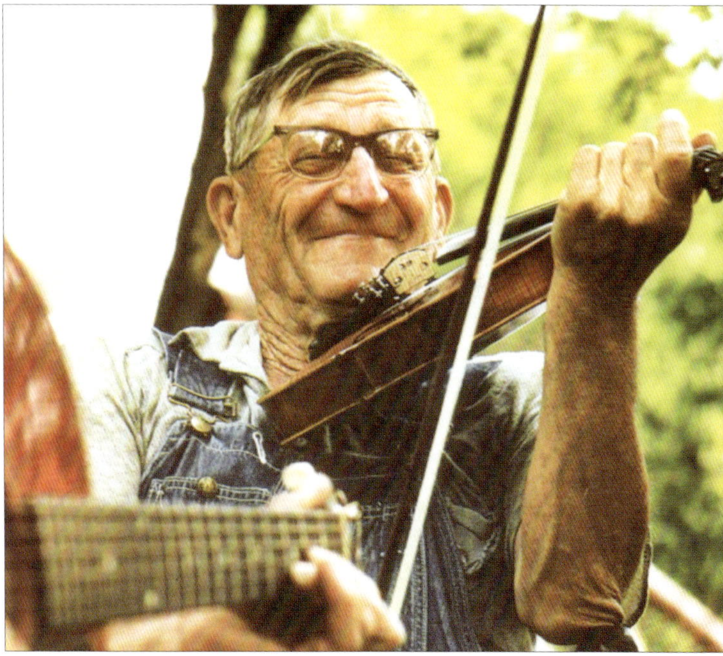

Musik ist nicht gleich Musik. Sie kann auch krankheitsverursachend sein, z. B. Rock- und Popmusik, Technomusik, Walkman- bzw. mp3-Musik, Discomusik verursachen nicht selten Hörsturz, Hörverlust, Ohnmacht, Pneumothorax (Zerreißen der Lunge infolge der Lautstärke).

Das Begeistern vieler Menschen für diese Musik ist ein Irrtum, weil sie der Gesundheit nicht gut tut. Es wäre besser, wenn sich die Unterhaltungsindustrie mehr für klassische, Volks- und sakrale Musik sowie für Chor- und Mantrasingen interessieren und die Menschen begeistern würde. Der bekannte Komponist Georg Friedrich Händel (1685-1759) wollte mit seiner Musik nicht unterhalten, sondern die Menschen zum Guten verändern. Das muss Ziel des Musikgenusses sein.

Ein altes deutsches Sprichwort besagt:
„Wo man singt, da lass Dich ruhig nieder, denn böse Menschen haben keine Lieder".

Abbildung 31 (2): Singen und Musizieren hält gesund
(oben: Geo 03, 2007, S. 31; unten: Kraus et al.)

Gedächtnis, Erinnerung und geistige Leistungsfähigkeit

Mein Gedächtnis lässt nach: Stimuliert das zur Vergesslichkeit und Erinnerung?

Jeder kennt und erlebt es: Oma sucht eifrig ihre Brille, bis der Enkel sie darauf aufmerksam macht, dass sie diese nur nach oben auf die Stirn verschoben hat.

Aus dem französischen Humor ist folgende Geschichte bekannt: „Die Enkelin im Teenageralter fragt ihre Oma: ‚Oma, hast du Opa einmal mit einem anderen Liebhaber betrogen?' Oma schlägt sich mit der Faust an die Stirn, rennt zu ihrem alten Schrank, öffnet diesen und eine männliche Mumie fällt ihr in den Arm."

Das alles sind Erscheinungen, die man Vergesslichkeit nennt. Sie sind kein Zeichen für eine Alzheimer'sche Demenz. Aber Probleme kann es beim zunehmenden Altern mit dem Gedächtnis geben. Es gibt auch Erinnerungslücken, aber auch intensive Erinnerungen an Kindheit und Jugendzeit. Um das alles zu verstehen, werden wir einen kurzen Lehrgang über das Gedächtnis absolvieren.

Abbildung 32: Bei der Gedächtnisbildung erfolgen im Gehirn Verknüpfungen von Neuronen-(Nerven-)netzen. Im Bild eine mikroskopische Vergrößerung eines kleinen Neuronennetzes des Gehirns

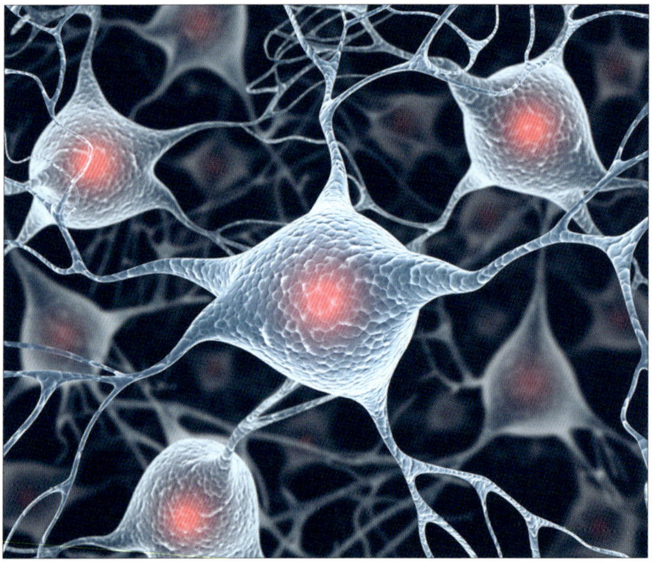

1. Zum allgemeinen Gedächtnis

Das normale Gedächtnis bezieht sich auf die Vergangenheit. Es ist auf Erlebtes, auf Wahrgenommenes, auf Gehörtes und von anderen Erzähltes aufgebaut. Im Gehirn erfolgen dabei viele Verknüpfungen der Nervenzellen zu so genannten Neuronennetzen (Nervenzellnetzen). Als Erlebtes kann man diesen Verknüpfungen bei Erinnerungen selbst wahrnehmen oder bei anderen beobachten. Wenn Sie jemand beispielsweise fragt, wohin ihre letzte Reise ging und Sie sagen „Venedig", dann erblühen viele Erinnerungen. Sie sehen die Kanäle, die Gondeln und die Gondoliere, den Dogenpalast. Vielleicht erinnern Sie sich auch an das Lied „O sole mio" und möglicherweise auch an Szenen aus der

wissen aber nicht wer das ist. Sobald der Bezug zum Club hergestellt wird, können Sie sich richtig erinnern.

Für das Erinnern generell spielt der Zustand der Gehirnfunktionen eine sehr wichtige Rolle. Das soll Abb. 33 verdeutlichen.

4. Das prospektive Gedächtnis

Das prospektive Gedächtnis ermöglicht es den Menschen, an zukünftige Handlungen zu erinnern [Draaisma 2009]. Zum Beispiel einen geplanten Termin beim Zahnarzt oder Friseur wahrzunehmen, einen Bekannten zu einer bestimmten Zeit anzurufen, Tabletten nach einem bestimmten Zeitschema einzunehmen, abends die Wohnungstüre abzuschließen oder sich eine bestimmte Aktivität zu einer bestimmten Zeit vorzunehmen.

Während das „normale" Gedächtnis auf Vergangenes, gut Gespeichertes zurückgreifen kann, ist das prospektive Gedächtnis auf die Zukunft ausgerichtet und hat daher keine so feste Speicherung. Es hat nur das zum Inhalt, was man zu tun gedenkt. Zum Beispiel Pläne, Termine, Vorsätze. Es gewährleistet die Erinnerung an das, was man tun will oder wollte. Diese Erinnerung erfordert aber erhöhte Konzentration, um das geplante auszuführen, weil eben nicht auf fest gespeicherte Inhalte zurückgegriffen werden kann.

Jede Ablenkung von dem geplanten kann vorübergehend das prospektive Gedächtnis überdecken, d. h. man vergisst das Geplante und wendet sich erst einmal der augenblicklich neuen Aufgabe zu. Ein Beispiel: Eine Frau hat z. B. den Suppentopf auf den angestellten Herd gesetzt. Im nächsten Augenblick kommt die Nachbarin und hat etwas Interessantes zu erzählen oder zu zeigen. Man sitzt in der guten Stube und widmet die Aufmerksamkeit dem Gespräch. Der Kochtopf ist vergessen. Der kommt erst wieder in Erinnerung, wenn die Suppe angebrannt ist und der Brandgeruch dieses signalisiert. Derartige Vergesslichkeit ist gleichzusetzen mit Zerstreutheit und gewöhnlich auf mangelnde Konzentrationsfähigkeit zurückzuführen. Gleiches ist auch in jungen Jahren bei manchen Menschen und sogar bei Kindern zu beobachten, die sich leicht ablenken lassen, z. B. von den Schulaufgaben.

Das prospektive Gedächtnis kann im Alter nachlassen. Studien und Alltagserfahrungen zeigen aber, dass Vergesslichkeit auf der Basis des prospektiven Gedächtnisses bei jungen Menschen nicht viel weniger vorkommt als bei älteren. Nur die Interpretation ist verschieden. Die Jungen begründen diese Vergesslichkeit mit Überlastung und Stress, die Älteren meinen, dass dies eine Alterserscheinung sei.

Wie schon gesagt, diese Vergesslichkeit ist auf mangelnde Konzentrationsfähigkeit zurückzuführen. Meditatives, rhythmisches Atmen mit erhöhter Konzentration auf den Atemrhythmus bei geschlossenen Augen ist eine Methode mit der die Konzentrationsfähigkeit verbessert und gleichzeitig auch ein relaxierter Zustand erreicht werden kann. Es ist aber erforderlich, dies täglich mindestens einmal zu tun, besser ist zwei- bis dreimal.

Es gibt auch noch eine ähnliche Erscheinung, nämlich dass der Mensch sich zu intensiv auf eine Aufgabe oder einen Bereich konzentriert. Alles andere ist für ihn so nebensächlich. Deshalb vergisst er es. Derartige Eigenschaften schreibt man dem „zerstreuten Professor" zu. Zerstreutheit ist die intensivste Konzentration auf ein Objekt oder eine Erscheinung. Sie ist eine starke Bewusstseinseinschränkung. Dazu ein paar Geschichten.

Eine wahre Begebenheit: Zwei Professoren, die an einem Kongress teilnahmen, der in einem Luxushotel stattfand, nahmen sich eine Auszeit und gingen in die Sauna. Nach dem Saunieren gingen sie im Adamskostüm, intensiv ein wissenschaftliches Problem diskutierend, im Saunagarten spazieren. Sie waren so intensiv in das Gespräch vertieft, dass sie nicht merkten, den Saunagarten verlassen zu haben und sich in der Lobby des Hotels unbekleidet wiederfanden.

Am 20.05.2011 berichtete die Bildzeitung folgende wahre Begebenheit: Ein Professor einer italienischen Stadt hatte seine zweijährige Tochter in den Rücksitz seines Autos, mit dem Ziel sie in dem Kindergarten abzusetzen, gesetzt. Er fuhr aber zur Universität, ließ seine Tochter bei glühender Hitze im Auto und hielt fünf Stunden Vorlesung. Als er zum Auto zurückkam, fand er seine Tochter infolge Hitzeschock bewusstlos liegen. Eine sofortige Behandlung rettete ihr das Leben. Das ist ein typischer zerstreuter Professor.

Eine Anekdote: Ein Professor hatte seine Sekretärin geheiratet. Am Morgen nach der Hochzeitsnacht sieht er nach dem Erwachen seine Frau und fragt: „Fräulein Müller, was machen Sie denn in meinem Bett?" Antwort: „Herr Professor, haben Sie vergessen, dass wir gestern geheiratet haben?"

Auch jener Professoren-Witz ist bekannt, dass der Professor beim Frühstück das Ei küsst und seine Frau mit dem Eierlöffel auf den Kopf schlägt.

Das alles ist aber Vergesslichkeit und hat mit Alzheimer Demenz absolut nichts zu tun.

5. Namensgedächtnis

Ein großes Problem ist das Vergessen von Namen. Aber auch das ist nicht spezifisch für ältere Menschen, sondern auch jüngere sind betroffen, wie Draaisma [2009] mit Bezug auf eine Studie von Rendell et al. [2005] berichtet. Namen werden häufig vergessen. Das Erinnern an einen Namen vollzieht sich [Draaisma 2009] nach folgendem Muster: Wenn man das Gesicht eines Bekannten sieht, erfolgt

1. das visuelle Erkennen dieses Menschen (Gesicht, Gang, Figur, Haltung)
2. die Frage, woher kenne ich diesen, welchen Beruf hat er, in welcher Beziehung stehe ich zu dieser Person?
3. der Übergang vom Wissen, wer diese Person ist, zum Nennen des Namens. Hier entsteht häufig die Gedächtnislücke. (Ein Drittel der älteren Menschen soll bei der Nennung des Namens versagen. Aber jüngeren geht es häufig nicht besser.)

Nun hämmert es im Gehirn: Wie heißt er oder sie doch? Es entsteht eine peinliche Situation. Irgendwann, früher oder später, kommt die Erinnerung an den Namen. Wie z. B. in nachfolgender Geschichte: In einer Stammtischrunde erzählt ein Mann von besonderen Taten eines Menschen. Als er aber den Namen nennen will, versagt er. Lediglich erinnert er sich daran, dass der Name mit dem Pferd zusammenhängt. Die Stammtischrunde versucht zu helfen und nennt Schimmel, Rappen, Hengst, Stute, Fohlen, Mähne, Hufe, Hufeisen. Immer verneint der Mann. Plötzlich schlägt er sich an die Stirn und sagt: Hafermann heißt er. (Bekanntlich ist Hafer das Lieblingsfutter der Pferde).

Ähnlich wie diese Runde dem Mann helfen wollte, kann man sich auch selbst helfen, indem man eine innerliche Umfrage anstellt, bei der man den Namen finden kann. Auch Entspannung kann helfen. Erregung blockiert gewöhnlich das Gedächtnis, z. B. Ärger über diese Gedächtnislücke oder über die Peinlichkeit dieser Situation.

Man kann sich in derartigen Situationen auch anders helfen, wie es eine Anekdote aus dem russischen Humor zeigt: Ein Mann glaubt einen alten Bekannten zu treffen, den er lange Zeit nicht gesehen hatte und spricht ihn an „Guten Tag Igor Abramowitsch, Sie haben sich aber verändert. Früher waren Sie schlank, jetzt sind Sie dick, früher hatten Sie volles Haar, jetzt haben Sie eine Glatze". Der andere unterbricht „Ich bin nicht Igor Abramowitsch, sondern Ivan Ivanowitsch". Antwortet der andere „Ach, den Namen haben Sie auch noch verändert."

6. Das Schmerzgedächtnis

In der Tat, Schmerzen kann man Erlernen, weil sich die Schmerzwahrnehmung immer im Gehirn abspielt und nicht an der Stelle, an der man sie empfindet. Die moderne Schmerztherapie ist besorgt so schnell wie möglich eine „Schmerzbekämpfung" vorzunehmen, um die Ausbildung des Schmerzgedächtnisses zu verhindern. Wiederholte Wahrnehmung des Schmerzes führt zur Konditionierung, d. h. zum Erlernen der Schmerzen. Jammern kann als Bekräftigung des Schmerzerlernens wirken. Körperbewegung u. a. Schwimmen, Gehen, Wandern, Laufen dagegen kann Schmerzen lindern und die Gedächtnisbildung verhindern. Zusätzlich zur Bewegung sollte man tagsüber jede Stunde ein Glas Wasser trinken, da ausgetrocknetes Gewebe (besonders bei älteren Menschen) den Schmerz verstärken kann.

Auch positive Emotionen und Lachen können helfen. Lachtherapie ist in manchen Kliniken Teil der Schmerztherapie. Man sagt: „Wer lacht hat keine Schmerzen."

Wenn das Schmerzgedächtnis ausgebildet ist, können die Schmerzen noch andauern, obgleich die Ursachen für die Schmerzen längst beseitigt wurden. Ein Beispiel dafür

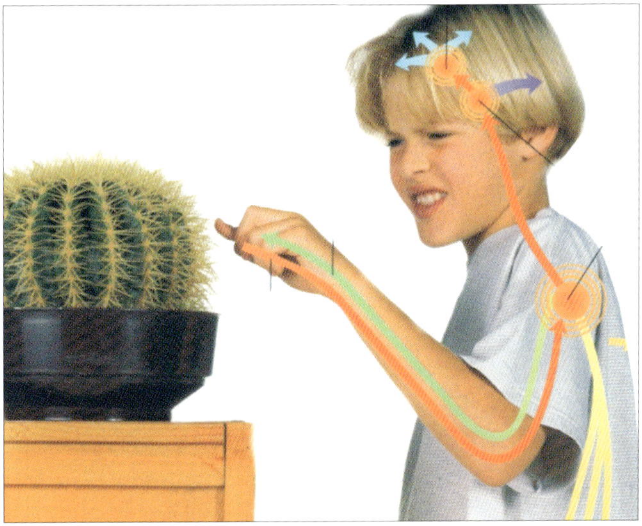

Abbildung 34: Auf diesen Nervenbahnen entsteht das Schmerzgedächtnis (Adams et al. 1996)

ist der Phantomschmerz. Darunter versteht man, dass ein Patient, dem das Bein amputiert wurde, weiterhin Schmerzen in den Zehen oder am Fuß wahrnimmt, obgleich diese nicht mehr existieren.

Wenn ich empfehle, sich sich bei Schmerzen zu bewegen, werde ich stets erstaunt angeschaut, weil der an Schmerzen Leidende auf Schonhaltung eingestellt ist. Aber Schonhaltung verstärkt das Schmerzgedächtnis. Natürlich muss man sich erst kurz überwinden, um sich mit Schmerzen zu bewegen. Bald wird man aber bemerken, dass die Schmerzen nachlassen. Ich spreche nicht nur als Arzt der empfiehlt, sondern auch aus eigenen Erfahrungen.

Vor zehn Jahren wurde mir eine Hüftgelekendoprothese eingesetzt. Wenn ich abends zu Bett ging, konnte ich vor Schmerzen nicht einschlafen. Schmerz- und Schlafmittel wollte ich nicht einnehmen, diese halfen mir sowieso nicht. Also stand ich auf, nahm meine Gehhilfen und wanderte. Nach einer halben Stunde im Zimmer oder im Klinikflur Spazierengehen ließen die Schmerzen nach. Ich konnte danach zirka zwei Stunden schlafen. Dann wurde ich durch neue Schmerzen aufgeweckt. Wieder begab ich mich eine halbe Stunde auf Wanderschaft. Danach konnte ich wieder zwei Stunden schlafen. Das praktizierte ich bis zum regulären Aufstehen. Die Prozedur wiederholte ich Tag für Tag und bald wurden die Schlafzeiten immer länger, weil die Schmerzen nachließen. Schließlich schlief ich durch. Das empfahl ich auch meinen Mitpatienten und so trafen wir uns häufig nachts auf dem Klinikflur, wandernd, lachend und uns gegenseitig ermutigend. So wurden Schmerzen überwunden und der Schlaf verbessert, ohne jegliche Medikamente.

7. Das Gedächtnis kann bis ins hohe Alter gut funktionieren

Die Beschreibung der verschiedenen Gedächtnisformen könnte beliebig fortgesetzt werden. Ein psychologisch ausgerichteter Redakteur von Fachzeitschriften, Endel Tuvling [2007] hat sich die Mühe gemacht, sie gezählt und publiziert. Bis zum Jahr 2007 waren demnach 256 Gedächtnisformen des Menschen bekannt. Diese Vielfalt an Gedächtnis ist wie ein Fächer. Beim Ausfall des einen kann sogar das andere mit einspringen.

Bei dem gegebenen kurzen Überblick wurden nur einige angeführt, die wesentlich dafür sein können, das Gedächtnis beim gesunden Altern real einzuschätzen. Mit zunehmendem Alter kann das Gedächtnis hier und da nachlassen, z. B. Vergessen von Namen, suche nach Worten in bestimmten Situationen, Einschränkung des Erinnerns. Das Einprägen von Texten oder Erlernen von Sprachen kann schwerer fallen oder geht nur mit großen Mühen vor sich. Den Gedächtnisverlust als generelle Erscheinung des gesunden Alterns einzustufen, ist grundsätzlich falsch. Das Gedächtnis kann bis ins hohe Alter gut und sogar sehr gut funktionieren.

Anders sieht es aus beim krankheitsbezogenen Altern. Je nach Form der Erkrankung können erhebliche Gedächtnisverluste auftreten. Da ältere Kranke viele Medikamente einnehmen, nicht selten sogar solche, die gar nicht für den älteren Menschen bestimmt sind, ist mit Gedächtnisverlust durch Medikamente zu rechnen. Das gilt vor allem für Psychopharmaka wie Mittel gegen Schmerzen und Schlafstörungen und auch solche zur Beruhigung. Hinzu kommt, dass die meisten Medikamente den Schlaf stören. Langzeitig gestörter Schlaf kann wiederum chronische Erkrankungen und Gedächtnisverlust zur Folge haben.

Nicht zuletzt ist auch der Alkoholgenuss zu nennen, der dem Gedächtnis schadet. Dies ist leider in Deutschland eine weit verbreitete Unsitte. Nach neuesten Informationen [ZDF am 17.05.2011, Der Drogenbeauftragte der Bundesregierung] sollen neun Millionen Menschen dem Alkohol verfallen sein. Jeder Schluck Alkohol zerstört Gehirnzellen! Auch Bewegungsarmut, Depressionen und geistige Inaktivität können Nervenzellen zerstören und zur Einschränkung des Gedächtnisses führen.

8. Mein Gedächtnis ist noch gut und jung

Abschließend möchte ich noch zu meinem eigenen Gedächtnis Stellung nehmen. Wenn dieses Buch erscheint, bin ich 87 Jahre alt (Jahrgang 1924). Ich halte noch laufend Vorträge, führe Gesundheitsseminare und Fortbildungsseminare durch, bei denen ich frei spreche. Im Jahr 2010 habe ich u. a. sechs Fortbildungsseminare von jeweils sechs Stunden (mit einer Stunde Mittagspause), mit jedem Mal unterschiedlicher Thematik, durchgeführt. Von 2005-2010 habe ich drei große Bücher geschrieben und zahlreiche wissenschaftliche Artikel publiziert. Um meine Frau (die zehn Jahre jünger ist als ich) zum Einschlafen zu bringen, erzähle ich ihr jeden Abend Märchen, die ich kurz davor gelesen habe (wir haben mehr als 100 Märchenbücher in unserer Bibliothek). Ich lese auch sehr viele wissenschaftliche Bücher. Mit Namen habe ich manchmal Schwierigkeiten. Ich kenne aber sehr, sehr viele Menschen. Auch vergesse ich schon mal im Bad das Licht auszulöschen.

Des Weiteren besitze ich die Fähigkeit mich sehr intensiv zu konzentrieren. Meine Aufmerksamkeit konzentriere ich aber auf für mich wesentliche Dinge. Unwesentliche nehme ich gar nicht zur Kenntnis. Wenn ich bei einem Test gegenwärtige aktive Schauspieler und Schauspielerinnen nennen sollte, würde ich völlig versagen. Krimis und Filme nach Hollywoodstil sind wegen ihrer Banalität für mich unwesentlich. Wenn man mich nach einem Autor wissenschaftlicher Arbeiten oder Bücher fragt, kann ich genau Auskunft geben und auch Hinweise geben, wo diese z. B. zitiert worden sind.

Das Wesentliche vom Unwesentlichen unterscheiden zu können ist ein wichtiger Faktor, das Gedächtnis in Schwung zu halten.

Ich realisiere täglich 60-90 Minuten Nordic Walking bei jedem Wetter. Da, wie schon erwähnt, geistige und körperliche Aktivitäten die Neubildung von Gehirnnervenzellen stimulieren, bin ich überzeugt, dass ich mit meiner gesunden Lebensweise, mein gutes Gedächtnis bis zu meinem Lebensende bewahren werde und dieses soll nach der 100-Jahresgrenze liegen. Klassische Medikamente, Alkohol und Nikotin meide ich grundsätzlich.

Abbildung 35:
Der Autor während eines Vortrags auf einer wissenschaftlichen Konferenz
[Archiv Hecht]

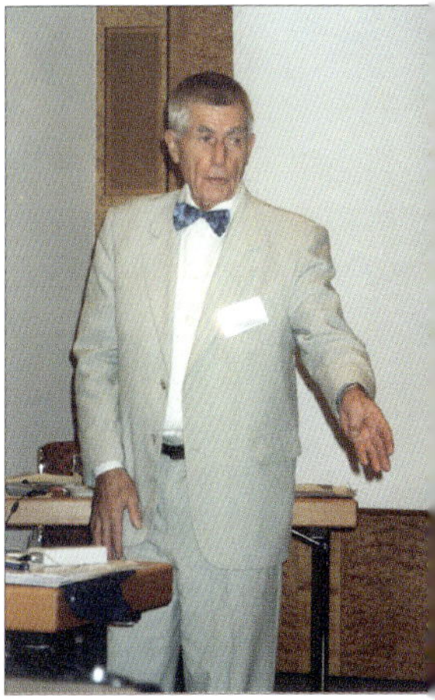

Rückerinnerung an jüngere Lebensjahre mit zunehmendem Alter – Reminiszenzeffekt

Seit langem berichten älter werdende Menschen (ab dem 60. Lebensjahr), dass bei Ihnen spontan klare Erinnerungen aus der Kindheits- und Jugendzeit auftreten. Das widerspricht der klassischen Gedächtnislehre, die behauptet: Zunehmender Gedächtnisverlust mit zunehmendem Lebensalter. Wie schon erwähnt, widerspreche ich dieser Lehre durch mein eigenes gutes Gedächtnis. Erst in den letzten 25 Jahren hat sich die Wissenschaft, vor allem die Psychologie, intensiv mit diesem „paradoxen Phänomen“ befasst, dass als Reminiszenzeffekt bekannt wurde.

In diesem Zusammenhang wurde erst einmal die Frage gestellt, ab welchem Lebensjahr Rückerinnerungen möglich sind. Rückerinnerungen an Erlebnisse der Vergangenheit sollen bis zum 3. Lebensjahr möglich sein. Das ist der Zeitpunkt, an dem ein gesundes Kind die Sprache schon in gewisser Weise beherrscht. Es wird aber von manchen Wissenschaftlern bezweifelt, dass ein älterer Mensch sich an Erlebnisse aus dem 3. Lebensjahr erinnern kann. Es wird argumentiert: Eltern haben den Kindern aus dieser Zeit Erlebnisse und Ereignisse erzählt. Jede Wiederholung stärkt die Erinnerung, die schließlich als reale Wirklichkeit wiedergegeben wird. Das ist durchaus möglich.

Abbildung 36: Fotos aus der Kindheit und Jugendzeit können den Reminiszenzeffekt bei älteren Menschen unterstützen

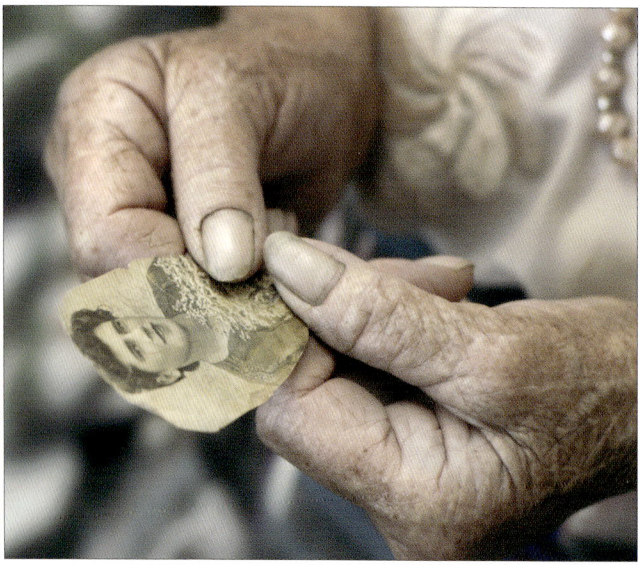

Ich habe versucht, mich selbst zu überprüfen. In fester Erinnerung ist mein 4. Geburtstag. Gäste waren meine gleichaltrigen Hannchen Zahn und Otto Fritsche. Besonders erinnere ich mich an das Geschenk meiner Patentante Anna: Eismaxe-Schokolade. Diese zerlief sofort auf der Zunge und schmeckte gut (es war aber keine Eiskreme). Auch der Schneeglöckchenstrauß, den mir Hannchen aus ihrem Garten brachte, sehe ich noch vor mir, eine Seltenheit am 15. Februar.

Im 80. Lebensjahr suchte ich beide, Hannchen und Otto, in Wohlmirstedt (Kreis Nebra, mein Geburtsort) auf, um sie zu fragen, ob sie sich noch an meinen 4. Geburtstag erinnern können. (Ich war im 8. Lebensjahr von Wohlmirstedt verzogen). Beide, unabhängig voneinander gefragt, konnten sich noch an meinen Geburtstag erinnern, an dem es Eismax-Schokolade gab. An das Jahr konnten sie sich nicht genau erinnern, aber daran, dass mein jünge-

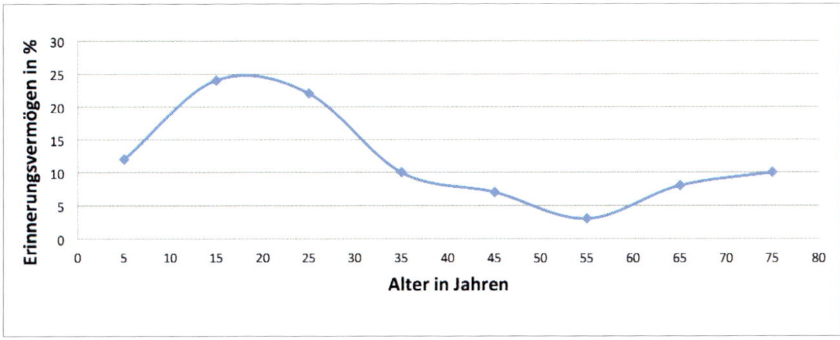

Abbildung 37: Größe des Reminiszenzeffekts bei 80-jährigen in % nach Draaisma [2009 modifiziert von Hecht]

rer Bruder (1925 geboren) und meine jüngere Schwester Annelies (1927 geboren) bei der Geburtstagsfeier anwesend waren.

Die Erinnerungen an unsere gemeinsame Einschulung und an die ersten Schuljahre in dieser Dorfschule waren bei den beiden ortsansässigen genauso „hellwach" wie bei mir. Wir erinnerten uns sogar an Einzelheiten.

Ich schlussfolgere daraus, dass man sich auf jeden Fall an Ereignisse vom 4. Lebensjahr an erinnern kann. Ich denke, dass dabei das emotionale Gedächtnis eine bedeutsame Rolle spielt. Die Eismax-Schokolade war damals für uns Dorfkinder ein sensationelles Erlebnis. Vielleicht ist mein heute noch gutes allgemeines Gedächtnis darauf zurückzuführen, dass ich mich bei allen meinen Aktivitäten positiv emotionell engagiere.

Nun zurück zu dem Reminiszenzeffekt. Douwe Draaisma [2009] beschreibt in seinem Buch „Die Heimwehfabrik" zahlreiche Personen, die mit wachsendem Alter (ab 50-60. Lebensjahr) die Jahre der Jugend zunehmend schärfer sehen. Autobiographen verwenden z. B. die meisten Seiten für die Zeit zwischen dem 16. und 25. Lebensjahr. Von den späteren Lebensjahren sollen im Alter nicht mehr so scharfe Erinnerungen wachgerufen werden.

Dieser Reminiszenzeffekt wurde von Draaisma [2009] ausführlich untersucht. Unter Einbeziehung von Befragung anderer Autoren hat er Diagramme angefertigt. In der nachfolgenden Befragung von 80-jährigen nach ihren Erinnerungen als Reminiszenzeffekt dargestellt. Der „Höcker" im Kurvenverlauf zeigt die Zeit der scharfen Rückerinnerung. Sie liegt zwischen dem 16. und 25. Lebensjahr.

Über die Ursachen des Reminiszenzeffekts ist noch wenig bekannt, obgleich sich die Menschheit schon vor mehreren tausenden Jahren damit beschäftigt hat.

Aristoteles [Retorica, übersetzt von Franz G. Sieveke, München, 1980, S. 121-124] vertrat z. B. folgende Auffassung: „Ältere leben mehr von der Erinnerung als in der Hoffnung, denn der Rest ihres Lebens ist klein, was aber vorbeigegangen ist, von großem Umfang. Es betrifft aber die Hoffnung die Zukunft, die Erinnerung dagegen die Vergangenheit."

Vielleicht ist der Reminiszenzeffekt eine natürliche Erscheinung des gesunden Menschen, verbunden mit der Frage: Wie habe ich gelebt? Bei den Untersuchungen von Draaisma hat sich die Jugendzeit, die ja als „Sturm- und Drangzeit", also emotional betont ist, besonders in das Gedächtnis und möglicherweise in das emotionelle Gedächtnis festgeschrieben. Ich möchte folgende Hypothese auf Grund meiner Kenntnisse vertreten: Im Laufe eines Lebens mit intensiven Emotionen Wahrgenommenes prägt sich fester ins Gedächtnis ein und ist somit leichter erinnerbar.

Da das Zeigen von Emotionen bei Männern in unserer Gesellschaft verpönt ist oder sogar ungehörig, sind die Erinnerungen an das „Mittelalter" nicht so stark in das Gedächtnis eingeprägt. Der „tierische ernste Existenzkampf" unterdrückt sogar die Emotionalität. Deshalb ist es nicht verwunderlich, dass in der Kurve von Draaisma die Erinnerung an die Jahre nach der Jugendzeit versiechen.

Das Erwachsenenleben unterscheidet sich was die Emotionalität betrifft grundsätzlich von dem der Kindheit und der Jugendzeit. In diesen Etappen genießt man noch eine eigene Freiheit. Sobald man Erwachsen ist, gerät man in die Mühlen der gesellschaftlichen Zwänge. Vorschriften, Richtlinien, Leitlinien, Zeitdruck, Hektik, soziale Stressoren, manchmal auch Mobbing. Diese können das Arbeitsleben eines Erwachsenen schon sauer machen.

Es ist allzu natürlich, dass man sich in derartigen Situationen an die Kindheit und Jugendzeit erinnert. Sie kann in belastenden Lebenssituationen einen Kraftquell darstellen. Dabei ist es nicht nur die Zeit, sondern die damit verbundene Örtlichkeit. Mein Lateinlehrer formulierte, wenn er uns vom alten Rom erzählte: Auf dem Land erblühen die Genies und die „großen Männer". Die Stadt verschleißt sie.

Ich möchte mich nun nicht als Genie und großen Mann selbst darstellen, das war nie mein Streben, aber ich kann die Worte meines Lateinlehrers nachvollziehen. Von Zeit zu Zeit fahre ich in die Orte, wo ich geboren bin und meine Kindheit verlebt habe. Ich treffe mich dort mit Schulfreunden und Schulfreundinnen, soweit sie noch leben, gehe an Orte, die mir in der Kindheit vertraut waren. Das alles gibt mir neue Kraft. Vor Ort kann ich mich an viele Einzelheiten aus der Zeit vor über 80 Jahren erinnern, z. B. an die Brause (Getränk), welche wir beim Schulausflug in der ersten Klasse in einer Gaststätte bekamen.

Noch einmal zurück zur Auffassung meines Lateinlehrers. In den 70er Jahren des vergangenen Jahrhunderts lernte ich in einem Moskauer Institut einen Professor für Physiologie, Wolodya Kovalenkow, kennen. Er war im Kaukasus geboren, in ca. 2.000 m Höhe und verbrachte dort Kindheit und Jugendzeit. Alle zwei bis drei Jahre trat bei ihm seitdem er in Moskau war eine Heimatsehnsucht auf, die so stark war, dass er nicht mehr arbeitsfähig war. In derartigen Situationen nahm er Urlaub, fuhr in seinen Heimatort, wo er vier bis sechs Wochen verblieb und kam voll arbeitsfähig zurück. Er glaubte jedoch nicht an die Heimat-Sehnsucht und deren Kraftquell, wie ich es erlebe. Da er sich mit der Sauerstofffunktion von Kosmonauten in Orbitalstationen beschäftigte, führte er seine Kräftigung im Gebirge des Kaukasus auf das Ereignis der bekannten Leistungsstärkung bei Höhentraining von Sportlern im 2.000 m Höhe zurück.

Welche Ursache auch der Reminiszenzeffekt hat, er ist da. Ich betrachte ihn keinesfalls als Nostalgie oder als Marotte, sondern als eine natürliche Funktion des Gehirns des Menschen höheren Alters, die man als positiven Emotionsspeicher voll auskosten und genießen sollte.

Geistige Leistungsfähigkeit, Intelligenz, Kreativität

Geistige Leistungen umfassen mehr als nur das Gedächtnis. Die gesamte geistige Leistungsfähigkeit des Menschen wird als Intelligenz bezeichnet. Sie umfasst die Fähigkeiten zum Denken, zur Phantasie, zum Erinnern, mit dem Verstand Probleme zu lösen, schnell und schlagfertig zu reagieren und zur Kreativität. Es werden zwei Formen von Intelligenz unterschieden, die aber nicht voneinander zu trennen sind:

1. die flüssige Intelligenz
2. die kristallisierte im Gedächtnis engrammierte Intelligenz

Die flüssige Intelligenz ist die geistige Leistungsfähigkeit, die im Augenblick vorhanden ist. Sie umfasst wahrnehmen, erkennen, reagieren, entscheiden, Intuition und weist Flexibilität und Plastizität aus. Sie ist unabhängig von Erfahrungen. Sie ist aber sehr störanfällig. Schon kleinste Mengen Alkohol, Medikamente, mangelnde geistige Tätigkeit, Konsumieren von Informationen, Umweltfaktoren u. a. können zum Verlust der flüssigen Intelligenz führen. Das hat eingeschränkte Einschätzung der Realität zu Folge. Es kommt zu Fehlreaktionen. deshalb sollte z. B. für Autofahrer Nullpromille gesetzlich festgelegt werden. Auch ältere Menschen mit mangelnder geistigen Tätigkeit sollten kein Auto fahren, weil ihre flüssige Intelligenz gestört ist und das Unfallrisiko hoch. Die kristallisierte Intelligenz ist erfahrungs- und erinnerungsabhängig. Sie stellt die beständig bestehende geistige Leistungsfähigkeit dar und sie ist das Ergebnis von geistigen Auseinandersetzungen mit den täglichen Problemen aus der Vergangenheit. Sie umfasst Wissen, Fertigkeiten, Strategien zur Lösung von Problemen und ist immer an Gedächtnisleistungen gebunden.

Die geistige Leistungsfähigkeit ist durch die flüssige Intelligenz gegeben und Lebenserfahrung, die in die Gedächtnisinhalte aus Tätigkeiten, Erziehung, Erlebnissen sowie sozialen und Umwelteinflüssen eingehen.

Wer über eine hohe flüssige Intelligenz verfügt, erwirbt mehr Wissen, Fertigkeiten und Fähigkeiten und weist daher auch eine hohe kristalline Intelligenz aus. Ein gut entwickeltes Gedächtnis führt zu einer hoch entwickelten flüssigen Intelligenz. Deshalb sind beide Intelligenzformen als eine untrennbare Einheit auf zu fassen.

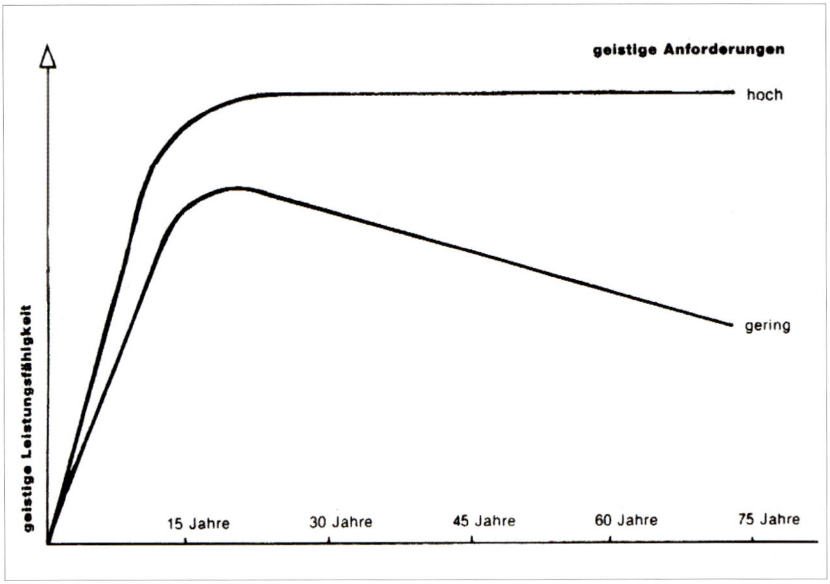

Abbildung 38: Verlauf der geistigen Leistungsfähigkeit mit zunehmendem Alter bei unterschiedlichen geistigen Anforderungen (modifiziert von Hecht nach Lehrt und Fischer 1987)

Kreativität ist eine besondere Form der geistigen Leistungsfähigkeit. Kreativsein erfordert Schöpfertum, neue Ideen, Phantasie, Neues, noch nie Vorhandenes zu erschließen. Kreative Menschen heben sich von nur-intelligenten Menschen ab. Deshalb bewegen sich kreative Menschen häufig zwischen Bewunderung und Verspottung oder sogar Rufmord in ihrem sozialen Umfeld.

Die Nur-Intelligenten tun nur das, was nachvollziehbar ist. Für ein Problem haben sie nur eine allgemein anerkannte Lösung. Infolge dessen haben sie kein Risiko von anderen angezweifelt oder verspottet zu werden. Kreativität erfordert neben der Phantasie auch Mut, Kämpfertum, Risikofreudigkeit, Standhaftigkeit [Lehrt und Fischer 1987]. Diejenigen, die diese Eigenschaften nicht haben, laufen Gefahr, dass ihre Kreativität unterdrückt wird. Das ist in unserer heutigen Gesellschaft leider allzu oft der Fall.

Die geistige Leistungsfähigkeit, die gewöhnlich durch Testung der flüssigen Intelligenz gemessen wird, ist von den geistigen Anforderungen, die mit zunehmendem Alter gestellt werden, d. h. die wir uns selbst stellen oder von anderen gestellt werden, abhängig. Geringe geistige Anforderungen vermindern die geistige Leistungsfähigkeit erheblich. Hohe geistige Anforderungen haben eine hohe geistige Leistungsfähigkeit bis zum Lebensende zur Folge, weil unser Hirn durch hohe geistige Anforderungen beständig stimuliert wird, neue Nervenzellen zu bilden.

Mit zunehmendem Alter arbeitet das Gehirn bei Gesunden immer besser

Prof. Dr. Ernst Pöppel und Dr. Beatrice Wagner vertreten in ihrem Buch „Je älter desto besser“ [2010] die Auffassung, dass unser Gehirn und damit die geistigen Funktionen, mit zunehmendem Alter immer besser arbeiten. Zu nennen ist die Weisheit, die älteren Menschen zugeschrieben wird. Ältere Menschen denken zwar etwas länger als jüngere, dafür aber gründlicher.

Mit dem Älterwerden kann sich das Gehirn entschleunigen, man wird gelassener und großzügiger. Für all dies ist Gesundsein Voraussetzung. Das kann man sich aber erwerben. Deshalb so früh wie möglich mit der Juvenalisierung beginnen. Demenz oder Alzheimer Demenz braucht nicht zu sein.

Nach den neuesten wissenschaftlichen Erkenntnissen gibt es mit zunehmendem Alter keine Einschränkung der geistigen Leistungsfähigkeit und Kreativität [Rüegg 2006]. Bei den Personen, bei denen die geistige Leistungsfähigkeit mit zunehmendem Alter abnimmt, liegen gesundheitliche Störungen vor. Diese sind in erster Linie auf die Lebensweise im Verlaufe des Lebens zurückzuführen, z. B. Alkoholgenuss, Rauchen, geringe geistige Anforderungen, Medikamente verschiedener Art, mangende Körperbewegung, Armut, geringe Flüssigkeitszufuhr im Alter und Schadfaktoren der Umwelt (Chemie, Abgase, Lärm, Atomstrahlen und Elektrosmog).

Aber auch Erkrankungen wie Stoffwechselstörungen, Herz-Kreislauf- und Verdauungsstörungen, Depressionen, Ängste und Kriegsverletzungen vermindern die geistigen Fähigkeiten.

Wenn, wie es häufig getan wird, die allgemeine oder Alzheimer'sche Demenz als typische Alterserscheinung interpretiert wird, so ist das eine völlig falsche Information. Man muss eine Lebensweise führen, damit die aufgezählten Verursachungen zur Verminderung der geistigen Leistungsfähigkeit nicht wirksam werden. Aber auch die Politik ist gefordert, die z. B. Armut, Schadfaktoren (Gift, Atomstrahlung, Elektrosmog, Lärm), negative Entscheidungen (wie z. B. die Unterstützung bankrotter Banken) und Kriege von der Bevölkerung fernhalten muss.

Abbildung 39: Ohne Alzheimer'sche Krankheit alt werden: Das Rentenalter mit kreativer Gartenarbeit genießen, wie diese beiden Senioren in der Westtürkei

(Archive Hecht)

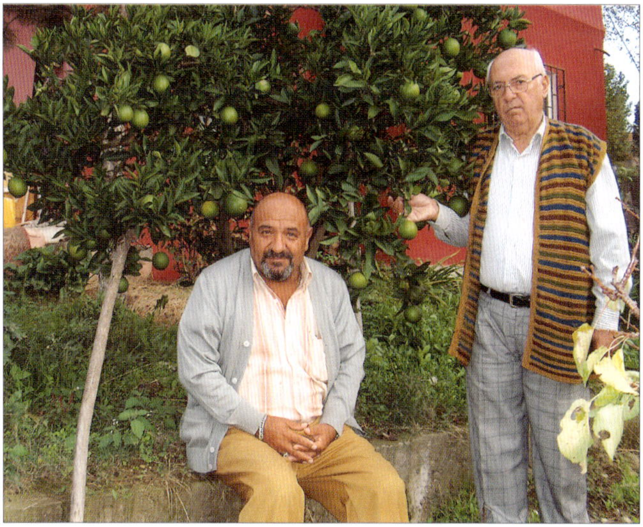

Zur Alzheimer Demenz

Es würde den Rahmen des Buchs überschreiten, wenn ich an dieser Stelle eine Abhandlung über diese Erkrankung schreiben würde. Bei realer Einschätzung kann gesagt werden, dass die Medizin noch sehr wenig über die Ursache weiß und dass es faktisch keine Medikamente gibt, welche helfen können. Als Ursache werden gewöhnlich angeführt:

- genetische Faktoren
- Dopaminmangel (dieser kann entstehen durch psychotrope Pharmaka)
- Wassermangel im Gewebe (z. B. wenig trinken)
- Alkohol und Drogen
- Bewegungsmangel
- Inaktivität der geistigen Prozesse
- häufige Narkosen
- Schädeltrauma

Abbildung 40: Ohne Alzheimer'sche Krankheit alt werden: Wassergymnastik und Thermalbaden erfrischt Geist, Seele und Körper [Adams et al. 1996]

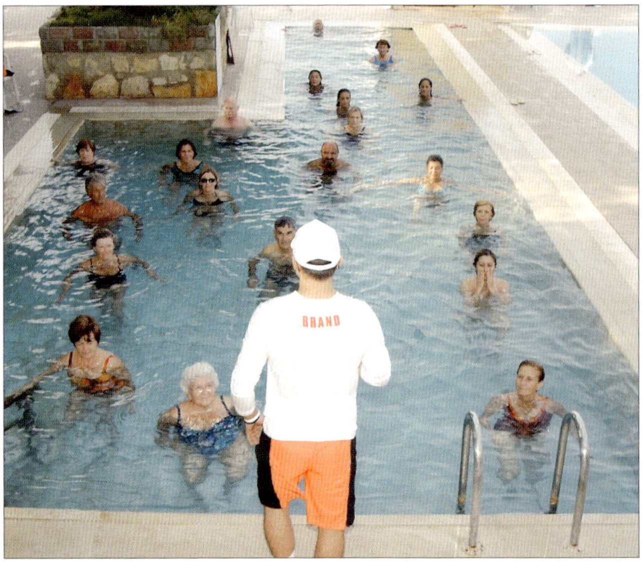

Die Virenhypothese und die Aluminiumhypothese haben sich als nicht richtig erwiesen [Bauer 1994].

Die wesentlichen Symptome sind folgende, wobei stets ein schleichender Beginn und ein langsames Fortschreiten festgestellt wird. Dies erschwert es auch den nächsten Angehörigen auf die Erkrankung aufmerksam zu werden.

- Verminderung des abstrakten Denkvermögens
- Verminderung des Kurz- und Langzeitgedächtnisses
- Verminderung der Emotionalität
- Störung des Schlaf-Wach-Rhythmus, Schlafstörungen
- Zerstörung von Nervenzellen
- Hilflosigkeit
- Eigensinnigkeit, Trotzigkeit
- Störung des Erkennens, z. B. Unfähigkeit Gesichter wieder zu erkennen
- Unfähigkeit zu rechnen
- Wortfindungsstörungen
- Unfähig zu planen und handeln
- Halluzinationen, z. B. irreale Erlebnisberichte
- illusionäre Verkennung, z. B. Beschuldigung der Familienangehörigen, etwas bei dem Betroffenen gestohlen zu haben
- Einschränkung der Kommunikationsfähigkeit, sozialer Rückzug
- Motivationsverlust
- Zuspitzung von Konflikten als Vorzeichen für Streitigkeiten
- Behütungswunsch, Bezugspersonen werden nicht aus den Augen gelassen

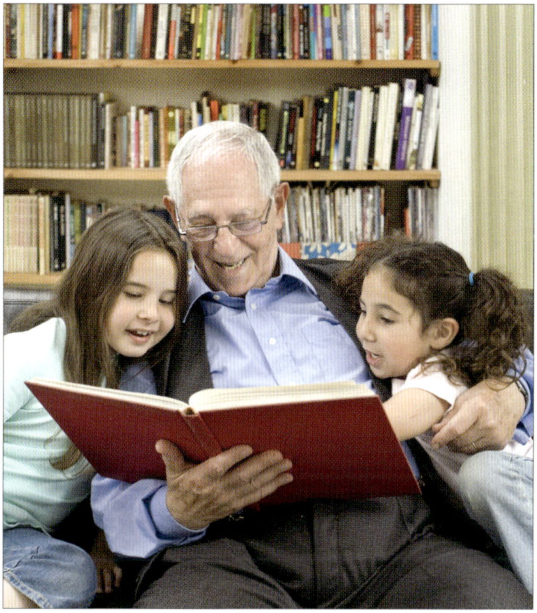

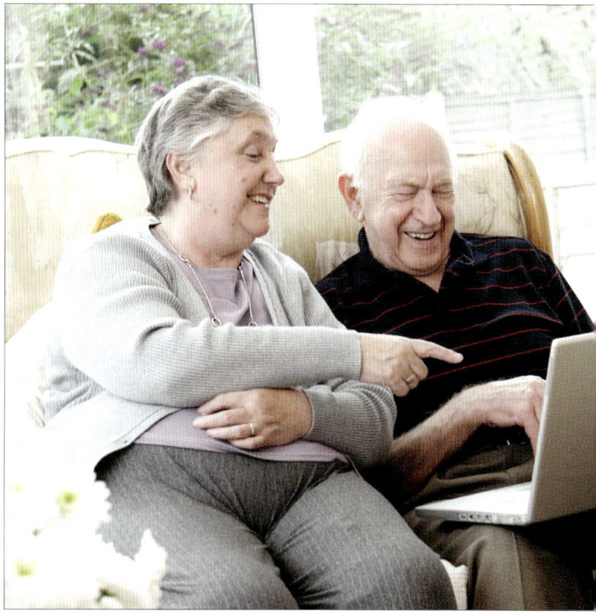

- Zunahme der Fremdbestimmung durch andere: Es wird nur getan, was andere anregen. Keine Selbstinitiative mehr.
- Verlust der Zeitstruktur, der Uhrzeit, Tageszeit, Wochentage, Jahreszeiten

Schlafstörungen können die Nervenzellen des Gehirns zerstören und die Entwicklung dieser Krankheit beschleunigen. Bitte keine Schlafmittel anwenden. Im hochentwickelten Stadium ist der Patient mit Alzheimer Demenz nur ein Gegenwartswesen, das keine Vergangenheit und Zukunft kennt.

Wilhelm Stuhlmann führt vier Regulationsebenen des Menschen an, die bei der Diagnose und Therapie von Alzheimer Demenzkranken beachtet werden sollen [W. Stuhlmann 2011: Demenz braucht Bindung". Reinhardt Verlag München]:

- „**Physiologische Ebene**: Vegetative Anspannung, Unruhe, Verkrampfung der Bewegungen.
- **Emotionale Ebene**: Angst, Depression, Enttäuschung, Scham, Gefühl der Bedrohung, Aggression, Resignation bis zur Selbstaufgabe, Affektlabilität.
- **Kognitive Ebene**: Verleugnung, Verdrängung, wahnhafte Umdeutung und Interpretation, Ablenkung, Akzeptieren, Betonung von Hilflosigkeit, Relativieren.
- **Handlungsebene**: Vermeiden, Rückzug, Abwehren, Suchen, Hinlaufen, Konfrontation, Kämpfen, Schimpfen, Fluchen, Jammern und Klagen, zwanghaftes Handeln, Schaffung von Struktur durch Sammeln, Wiederholungen oder ständiges Rufen, Verweigerung von Hilfe, Zurückweisung von ärztlicher Behandlung, von Medikamenten, Nahrung oder Trinken."

Abbildung 41(2): Ohne Alzheimer'sche Krankheit alt werden: Der Enkelschar Geschichten vorlesen und Bilderbücher erklären (links), auch im fortgeschrittenen Alter noch fleißig im Internet surfen (rechts)

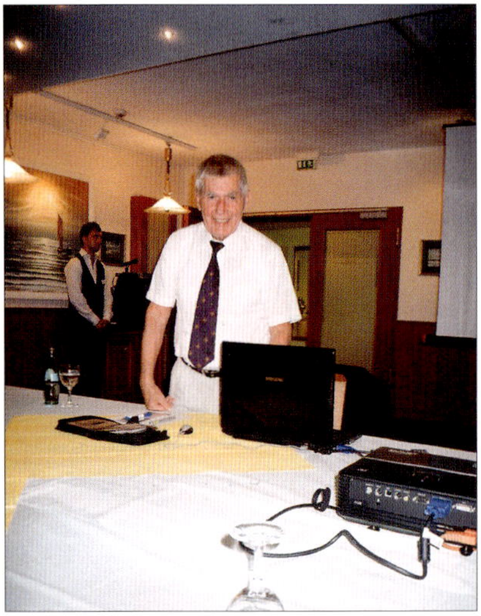

Abbildung 42: Auch mit über 80 Jahren soll man mit Computer und neuer Technik umgehen können. [Archive Hecht]

Prävention und Therapie im Frühstadium (in Absprache mit dem Therapeuten):

- regelmäßige sinnvolle Aktivität (geistig und körperlich)
- Gehirntraining – vielfältig lesen, erzählen, Rätselraten, kreative Tätigkeiten, z. B. basteln
- soziale Kommunikation
- täglich 1-2 Stunden wandern
- singen, tanzen, musizieren, z. B. Singen von Liedern aus der Kindheit (siehe auch Seite 51-53), Förderung positiver Emotionen, Lachtherapie
- Glyzin (sublingual, d. h. Tablette unter die Zunge legen), Ginko biloba
- Regulierung des Mineralstoffwechsels
- Flüssigkeitsaufnahme wichtig, während des Tages jede Stunde ein Glas Wasser trinken
- ausgewogene Ernährung, kleine Portionen, Rohkost
- Fernsehen reduzieren, nur ausgewählte Sendungen
- Handy abschalten und keine Dauerstrahlung zulassen!!
- Zufuhr von Mineralien (SiO_2-haltige Natumineralien)
- keine Neuroleptika, Schlaf- und Beruhigungsmittel
- kein Alkohol

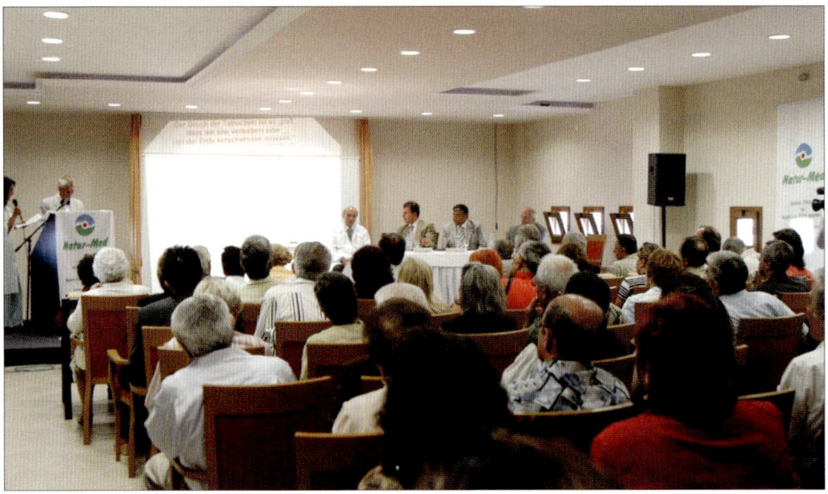

Abbildung 43: Gesundheitsseminare, Schule der gesunden Lebensweise, gesund durch Information. Die Spezialität des Autors. [Archive Hecht]

Die Bedeutung der Schlafqualität

Süßer Schlaf – Labsal der Seele

„Der Himmel hat den Menschen als Gegengewicht gegen die vielen Mühseligkeiten des Lebens drei Dinge gegeben: Die Hoffnung, den Schlaf und das Lachen".
[Immanuel Kant, 1724-1804]

Dieser Ausspruch des deutschen Philosophen Immanuel Kant ist meines Erachtens ein wichtiger Wegweiser für eine gesunde Lebensweise. Ich persönlich würde noch den Glauben hinzufügen.

Hoffnung, Glauben, Lachen und ein Schlaf von guter Qualität sind Faktoren, die einen Menschen gesund erhalten, den Umgang mit Stress und negativen Emotionen erleichtern sowie Kranken bei der Genesung helfen. Wer nicht gut schläft, dem vergeht das Lachen, die Hoffnung und der Glaube. Wer gut schläft ist glücklich. Johann Wolfgang Goethe (1749-1832) beschriebt seine Glücksgefühl, das ihm den Schlaf brachte, wie folgt:
„Süßer Schlaf!
Du kommst wie ein reines Glück ungebeten, unerfleht am willigsten.
Du lösest die Knoten der strengen Gedanken, vermischest alle Bilder der Freude und des Schmerzes,
ungehindert fließt der Kreis innerer Harmonien,
und eingehüllt in gefälligen Wahnsinn, versinken wir und hören auf zu sein."

Bei diesen Versen von J. W. Goethe werden wir verstehen, warum Christoph Wilhelm Hufeland (1762-1836) dem Schlaf tägliche Verjüngungsfähigkeit zuschrieb. William Shakespeare (1564-1616) erkannte scharfsinnig, dass die Süße des Schlafs nicht mit Schlafmitteln erreicht werden kann.
„Nicht Mandragora noch Mohn
noch alle Schlummersäfte der Natur
verhelfen je dir zu dem süßen Schlaf,
der gestern dein noch war."

Shakespeare wusste offensichtlich mehr als heute mancher Mediziner. Schlafmittel bringen keinen normalen Schlaf. Sie sind persönlichkeitszerstörend und bringen fremden Schlaf. Sie sind ein Narkotikum, wie der Alkohol, der keinen Schlaftrunk darstellt.

Bevor vor etwa 80 Jahren die echte Schlafforschung begann, haben Dichter, Schriftsteller und Philosophen sich mehr mit dem Schlaf beschäftigt als die Mediziner. Nachdem Hans Berger (1873-1941), ein Psychiater aus Jena, das Elektroenzephalogramm (EEG) = Gehirnstrombild entdeckt hatte, war der Grundstein für eine exakte Messung des Schlafs geschaffen. Auf der Grundlage verschiedener Wellen (Frequenzen) des Hirnstrombilds kann man heute den Schlafverlauf messen und nach Stadien klassifizieren. Das geschieht vorwiegend in den Schlaflaboren. Seit etwa

20 Jahren kennt man auch einen ambulanten automatischen elektrophysiologischen Schlafanalysator. Mit diesem kann unter natürlichen Schlafbedingungen (im eigenen Bett) der Schlaf gemessen werden.

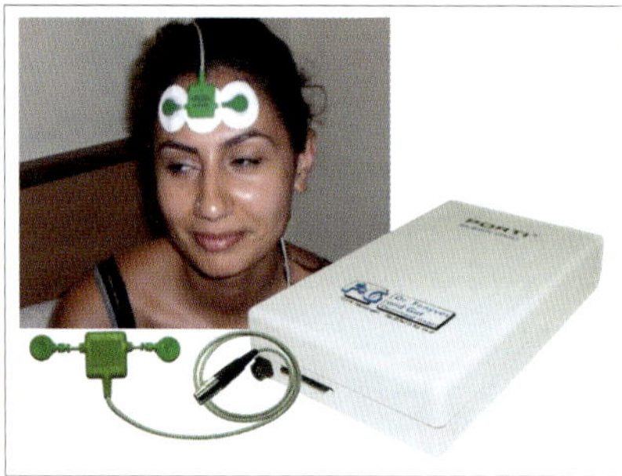

Abbildung 44: Ambulanter automatischer elektrophysiologischer Schlafanalysator zur Aufzeichnung und automatischen Klassifizierung der Schlafstadien und der Schlafqualität mittels 3-Punkt-Stirnelektrode unter Verwendung neuronaler Netztechnik

So wie sich die Höhe des Blutdrucks subjektiv nicht einschätzen lässt, so kann man auch den Schlaf, der viel komplizierter ist als der Blutdruck, nicht subjektiv einschätzen, was aber täglich in der Medizin geschieht.

Das Charakteristische an einem normalen Schlafprofil ist der rhythmische Verlauf. Es werden zwei Formen des Schlafs unterschieden: Der **REM-Schlaf** (REM = rapid eye movement = schnelle Augenbewegungen) ist gekennzeichnet durch die schnellen Augenbewegungen. Dieser Schlafsteil soll vorwiegend der psychischen Erholung dienen. Bisher hat man die Auffassung vertreten, dass diese Phase auch der Traumschlaf sei. Neue Erkenntnisse zeigen, dass auch im NONREM-Schlaf geträumt werden kann. (In Abbildung 45 die schwarzen Balken stellen den Ablauf des REM-Schlafs dar.) Der **NONREM-Schlaf**, dies ist der Teil des Schlafs (während dessen keine schnellen Augenbewegungen auftreten) wird in folgende Phasen unterteilt.

- **NONREM-Stadium 1:** Übergang vom Wachzustand zum Schlaf, etwa ein Halbschlaf
- **NONREM-Stadium 2:** oberflächlicher (leichter) Schlaf; von dessen Beginn wird der Schlaf gemessen
- **NONREM-Stadium 3:** früher (wie in Abbildung 45 gezeigt) hat man noch Stadium 3 und 4 unterschieden. Seit drei Jahren sind sie als Stadium 3 = Tiefschlaf zusammengefasst worden. Der Tiefschlaf soll vorwiegend die physische (körperliche) Erholung bewirken.

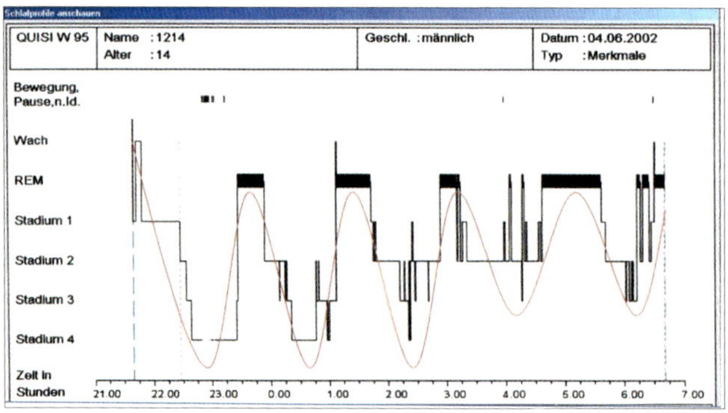

Abbildung 45: Normales Schlafprofil als Ergebnis einer Hirnstrommessung einer Nacht

REM-Schlaf und NONREM-Schlaf wechseln sich rhythmisch ab. In der ersten Schlafhälfte dominiert der Tiefschlaf, in der zweiten der REM-Schlaf.

Wichtige Kriterien für die Schlafqualität sind

1. Rhythmizität des Schlafprofils
2. ausreichend REM-Schlaf
3. ausreichend Tiefschlaf
4. kurze Einschlafdauer (< 20 Minuten)
5. keine oder wenige Wachzeiten
6. Schlafdauer individuell angemessen: Kurzschläfer, Mittellangschläfer, Langschläfer

Für die Schlafdauer gibt es keine Norm. Sie ist individuell sehr verschieden. Die Schlafdauer ist auch kein erstrangiges Kriterium für die Schlafqualität. Wir wissen heute, dass sowohl zu wenig, als auch zu viel Schlaf nicht normal sein kann. Wissenschaftliche Untersuchungen haben gezeigt, dass es Schlafdauertypen gibt und zwar folgende:

Kurzschläfer, die weniger als 6 Stunden Schlaf pro Nacht benötigen und dabei gesund und leistungsfähig sind. Der Autor ist Kurzschläfer und kommt seit Jahrzehnten mit 5-6 Stunden Nachtschlaf aus, vollzieht aber auch einen Mittagsminischlaf von 10-15 Minuten, der sehr erholsam ist. Zirka 20 % der Erwachsenen sind Kurzschläfer.

Mittellangschläfer: 6-8 Stunden pro Nacht, zirka 65 % der Erwachsenen.

Langschläfer: über acht Stunden, zirka 15 % der Bevölkerung.

Napoleon I von Frankreich war Kurzschläfer, während der deutsche Dichter Johann Wolfgang Goethe ein Langschläfer gewesen sein soll. Von Napoleon I ist aber bekannt, dass er sich am Tage mehrere Minischläfchen gegönnt hat. Das soll sogar vorgekommen sein, wenn er auf seinem Pferd in die Schlacht geritten ist.

Mit Hilfe der Hirnstrommessung ist es möglich, objektiv den normalen erholsamen Schlaf und den nichterholsamen Schlaf zu unterscheiden. Von großer Bedeutung ist die Regelmäßigkeit, d. h. die regelmäßige Zubettgeh- und Aufstehzeit. Unregelmäßigkeiten bewirken einen nicht erholsamen Schlaf, Regelmäßigkeiten dagegen einen erholsamen Schlaf. Wir haben bei acht Jugendlichen in jeweils 28 aufeinander folgenden Nächten den Schlaf gemessen. Sie hatten die Aufgabe, regelmäßig zu Bett zu gehen und regelmäßig aufzustehen. Fünf dieser Jugendliche waren diszipliniert, drei gingen aber sehr unregelmäßig zu Bett. Auch ihre Schlafdauer war jeden Tag anders. Sie schliefen mal längere Zeit (bis zu zwölf Stunden pro Nacht) und wiederum kürzere Zeit (zirka vier Stunden pro Nacht). Nachfolgend zeigen wir je zwei Schlafprofile eines disziplinierten (links) und rechts eines undisziplinierten Jugendlichen. Der Undisziplinierte hat viele Wachzeiten, also einen fragmentierten Schlaf, der nicht erholsam

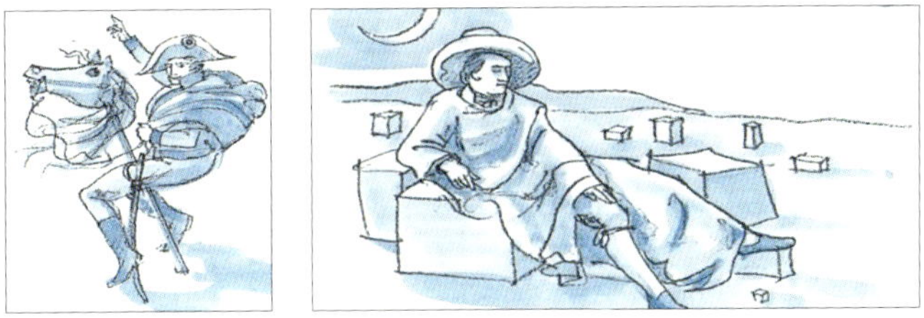

Abbildung 46 (2):
Kurzschläfer Napoleon I (links) und Langschläfer Goethe (rechts)
[Schering, Patentservice, Schlaf erster Klasse, 1993]

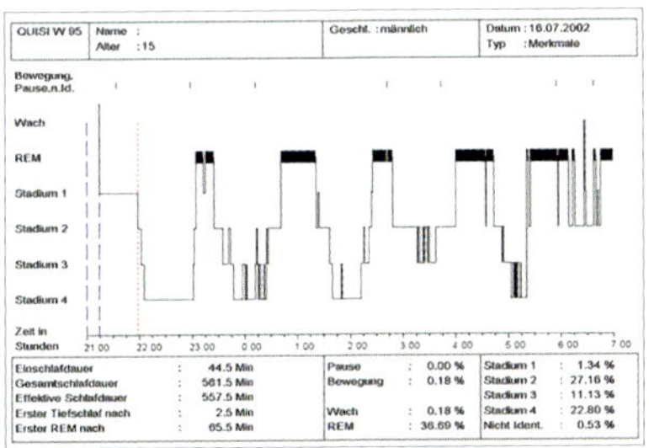

Ein annähernd normales Schlafprofil

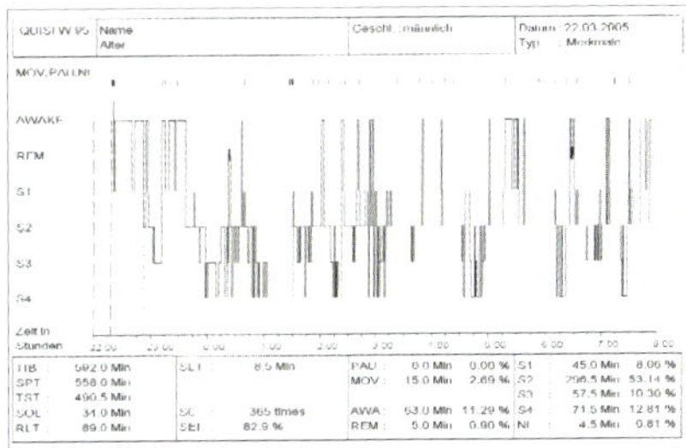

Ausgeprägte Schlafstörung ohne REM-Schlaf und mit vielen kurzen Wachphasen

Abbildung 47:
Zwei Schlafprofile. Das linke zeigt einen erholsamen Schlaf. Das rechte Bild zeigt ein Schlafprofil mit nicht erholsamem Schlaf. Der Schlaf ist fragmentiert. Es treten viele Wachzeiten auf.

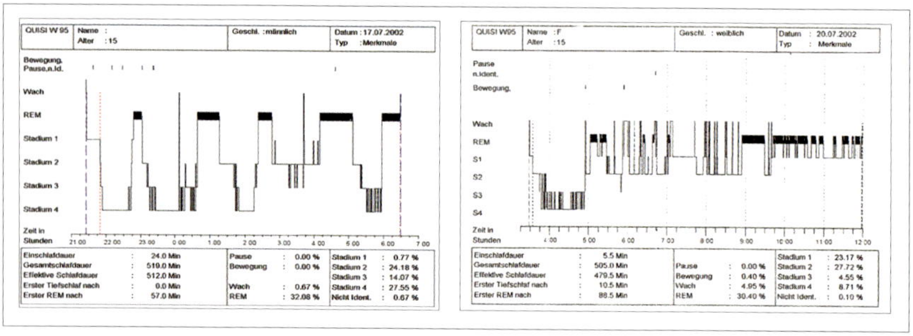

Abbildung 48: Links Jugendlicher mit regelmäßigem Schlaf-Wach-Rhythmus, rechts Jugendlicher mit unregelmäßigem Schlaf-Wach-Rhythmus

ist. Auf dieser Basis können sich schon in der Jugendzeit Schlafstörungen entwickeln, die im Erwachsenenalter schwer zu beseitigen sind.

Warum ist der erholsame Schlaf für den Menschen so wichtig?

1. Im Schlaf kommuniziert das Gehirn mit dem Immunsystem.

Dazu ist völlige Ruhe und Relaxation erforderlich. Jede Störung des Schlafs unterbricht diese Wechselbeziehungen zwischen Gehirn und Immunsystem, wodurch Immunschwäche verursacht werden kann. Es hat sich in den letzten Jahrzehnten eine Subdisziplin „Somnoimmunologie“ = Schlafimmunologie, entwickelt, die diese Erkenntnisse gewonnen hat. Im Schlaf verbraucht das Gehirn des Menschen die gleiche Menge an Energie wie im täglichen Wachsein.

Chronische Schlafstörungen führen unweigerlich zu chronischen Erkrankungen. Das hat die LARES-Studie gezeigt [Niemann und Maschke 2004], die über zwei Jahre in acht europäischen Großstädten an über 8.000 Menschen durchgeführt wurde. Diese ergab, dass bei lang andauernden Schlafstörungen (die im Fall der LARES-Studie vor allem unter dem Einfluss von Lärm verursacht wurden) Herz-Kreislauf-Erkrankungen, Asthma, Bronchitis, bösartige Tumoren, Migräne, Allergien, hoher Blutdruck, Depressionen, Diabetes mellitus, Schlaganfall, Hauterkrankungen und Magengeschwüre auslösten. Diese Befunde wurden durch weitere Studien bestätigt.

Z. B. im Spandauer Gesundheits-Survey [Maschke et al. 2004] wurden Assoziationen zwischen lärmgestörten Schlafstörungen und arterieller Hypertonie sowie anderen chronischen Krankheiten, darunter auch onkologischer Natur, nachgewiesen.

Ising et al. [2005] fanden, dass bei Kindern, die an nachtlärmenden Autostraßen wohnen, vermehrt Allergien auftraten, die bei Kindern in ruhigen Gegenden nicht in dieser Weise nachgewiesen werden konnten. Subjektiv werden solche Wachzeiten häufig gar nicht wahrgenommen, wenn z. B. die Wachzeit kürzer als drei Minuten dauert.

2. Gedächtnisbildung

Im Schlaf findet die Überführung der Informationen vom Kurzzeit- in das Langzeitgedächtnis statt. Deshalb braucht der Mensch, vor allem Kinder, eine geruhsame störungsfreie Nacht. Aufregende Computerspiele und Fernsehsendungen vor dem Schlafengehen blockieren bei Kindern das aufgenommene Schulwissen und schließen damit die Überführung der Tagesinformationen (z. B. Gelerntes) aus dem Kurzzeitgedächtnis in das Langzeitgedächtnis aus.

Ohne Schlaf oder bei schlechter Schlafqualität wird das Langzeitgedächtnis nicht ergänzt. Es wird von Fachleuten gesagt: Wer nicht gut schläft bleibt dumm.

3. Die Regeneration der am Tage zerstörten Zellen.

4. Wie schon Hufeland beobachtete, können wir uns im Schlaf verjüngen, aber nur wenn die entsprechende Qualität des Schlafs gegeben ist, die z. B. durch Schlafhygiene erreicht werden kann.

5. Stärkung der Lebensenergie, der Lebensqualität und der optimistischen Grundeinstellung.

6. Die Schlafqualität wird auch vom Tagesverlauf bestimmt.
Sie kennen sicherlich das Sprichwort: Ein reines Gewissen ist ein sanftes Ruhekissen.

Was hindert uns an einem erholsamen Schlaf?

Mangelnde Schlafhygiene:

- voller Bauch, Alkohol, Tabak
- schlechte Luft im Schlafzimmer (Anstieg von CO_2)
- zu warm oder zu kalt
- unphysiologische Matratzen (Kernfeder ausgelegen)
- Metall am Bett
- synthetische Bettwäsche/Nachtbekleidung
- bioelektrischer Stress (Elektrosmog)
- Lärm
- Stress am Tage, Konflikte, Angst, Sorgen
- unregelmäßige Lebensweise

Bioelektrischer Stress verursacht Schlafstörungen. 24 Stunden Einwirkung von elektromagnetischen und elektrostatischen Feldern auf den Menschen, z. B. Mobilfunk, elektrische Kabel, Haushaltsgeräte, Kleidung, Wäsche, Teppiche, Möbel, führt zu elektromagnetischem Stress und zum Anstieg von Cortisol und anderen Stresshormonen.

Folgen von bioelektrischem Stress:

- Änderung der Zell- und Gewebsfunktionen
- gesteigertes Tumorwachstum
- Abnahme des Hormons Melatonin
- Änderung im biologischen Rhythmus
- Änderung im Immunsystem
- Änderung der menschlichen Gehirntätigkeit und der Herzfrequenz
- Schlafstörungen

Der bioelektrische Stress verursacht das Mikrowellensyndrom, auch als Funkwellenerkrankung bezeichnet. **Daher kein Handy im Schlafzimmer!**

Die wesentlichsten Symptome des Mikrowellensyndroms sind dauerhafte Schlafstörungen, Tagesmüdigkeit, Erschöpfungszustände, Kopfschmerzen verschiedener Art, Tinnitus, Hypersensibilität gegen Umweltreize, Tremor, Muskelschmerzen, Atembeschwerden, Verminderung der geistigen Leistungsfähigkeit [Hecht und Balzer 1997]. Diese zunächst als Funkwellenkrankheit bezeichnete Symptomatik wurde 1932 erstmals von dem deutschen Arzt Dr. Schliephake [1932] beschrieben. Er fand diese bei Arbeitern, die in der Nähe von Sendetürmen des damals sich entwickelnden Rundfunks tätig waren. Schlafstörungen, Tagesmüdigkeit, Nervenerschöpfung und unerträgliche

Kopfschmerzen stellte er bei diesen Arbeitern fest. Ich beobachtete diese Symptomatik zum ersten Mal 1984 bei einem Schlafgestörten, der im Zentrum von Berlin in der Nähe von verschiedenen Sendeanlagen wohnte, über gravierende, unerträgliche Schlafstörungen klagte und sich in dem von mir geleiteten Schlaflabor der Berliner Charité vorstellte. Als er in unser mit einer geerdeten Abschirmung versehenes Schlaflabor kam, schlief er trotz ca. 20 Elektroden und entsprechender Verkabelung sehr gut. Der Wechsel nach Hause hatte wieder die intensiven Schlafstörungen zur Folge. Die Rückkehr ins Schlaflabor beseitigte diese wieder. Da der Patient Ingenieur von Beruf war, erdete er zu Hause sein Metallbett und konnte infolgedessen besser schlafen.

In den weiteren Jahren beobachtete ich derartige Elektrosmog induzierte Schlafstörungen häufiger. Nicht immer konnte eine Erdung realisiert werden. Nicht selten waren Wohnungswechsel erforderlich.

Infolge der zunehmenden Verschmutzung der Umwelt durch Elektrosmog empfehle ich Holzbetten zu verwenden und auch Erdungen der Schlafstätten anzustreben, vor allem aber kein Handy im Schlafzimmer.

Abbildung 49: Die Abendmahlzeit

[Schering, Patientenservice, Schlaf erster Klasse, 1993]

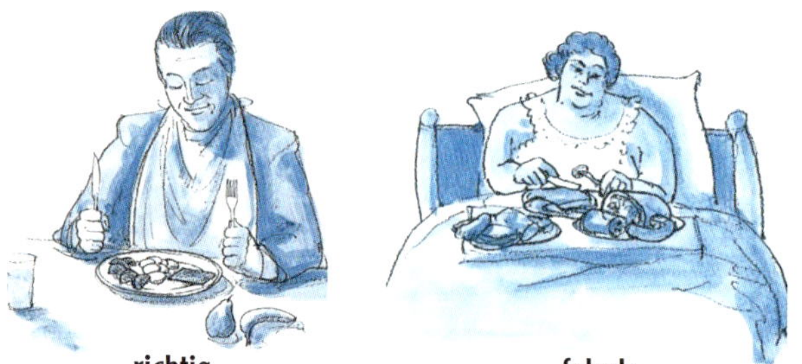

Nicht mit vollem Bauch ins Bett gehen

Unter chronobiologischem Aspekt geht unser Verdauungssystem früh schlafen, etwa zwischen 18:00 und 19:00 Uhr. Schwere Mahlzeiten sollten abends vermieden werden. Eine leichte Kost, z. B. eine Suppe oder ein Haferflockenbrei oder ein Glas Tomatensaft oder eine Schale Apfelmus sind zu empfehlen. Jede abendliche Völlerei (die leider noch sehr verbreitet ist) kann zu einer schlechten Schlafqualität führen. So wie ein voller Bauch am Tage das Denken einschränken kann, hindert er in der Nacht das Gehirn an seinen wichtigen Funktionen während des Schlafens.

Ein chinesisches Sprichwort besagt: „Deine Morgenmahlzeit iss allein, deine Mittagsmahlzeit teile mit deinem Freund, deine Abendmahlzeit verschenke an deinen Feind.“ (Ich möchte nun jene, die keine Feinde haben, nicht in Konflikte bringen.) Auch heute gibt es die Auffassung, dass man abends nichts mehr essen sollte. Man nennt das „Dinner cancelling“. Also nichts mehr essen. Das haben aber in den letzten 100 Jahren deutsche Ärzte auch schon empfohlen. Nun wird das in den USA wieder entdeckt und unter der neudeutschen Bezeichnung bei uns importiert. Bei dem Auslassen der Abendmahlzeit muss beobachtet werden, dass manche Menschen nachts Hunger bekommen. Sie sollten dann wie oben angeführt noch Kleinigkeiten essen.

Für Diabetiker ist das „Dinner cancelling“ nichts. Erwähnt soll noch werden, dass die Abendmahlzeit der Gewichtszunahme sehr förderlich ist!

Schlafhygiene

Bei schlechter Schlafqualität gilt als erste therapeutische Maßnahme: Schlafhygiene überprüfen und regelmäßigen Schlaf-Wach-Rhythmus einhalten.

Was ist Schlafhygiene?

Schlafhygiene sind Maßnahmen, Lebensweisen und Einstellungen, die das Ziel haben, einen guten, erholsamen Schlaf vor zu bereiten und zu bewirken.

Welche Folgen kann ein verhinderter erholsamer Schlaf haben?

- Einschränkungen körperlicher und geistiger Leistungsfähigkeit
- permanente Tagesmüdigkeit
- Gereiztheit und Überempfindlichkeit gegen jegliche Umwelteinwirkung
- Schwächung des Immunsystems
- Erhöhtes Risiko für chronische Erkrankungen
- verhinderte Gedächtnisbildung
- Störung sozialer Beziehungen

Schlafhygiene umfasst

- Umwelt
- Schlafzimmer und Bett
- Tagesverhalten
- Schlaf- und Wachrhythmus
- Schlafvorbereitung
- den Schlaf ruhig kommen lassen
- richtig atmen
- Stress nicht mit ins Bett nehmen
- Aufstehen

Schlafhygiene der Umwelt

Der Schlafraum oder die Wohnung sollte sich in einer ruhigen Umgebung befinden

- lärmarm
- elektrosmogarm
- keine Schadstoffbelastung
- möglichst grüne Umgebung
- gute Luftverhältnisse

In der Großstadt ist dies nur eingeschränkt zu realisieren, aber man sollte es beim Bezug einer neuen Wohnung berücksichtigen.

Gute Luft im Schlafzimmer

Frische Luft, z. B. durch Kippfensteröffnung = wenig $CO_2 < 0{,}1$ %

In einem Raum von 75 m^2 mit zwei Personen sollte alle zwei Stunden gelüftet werden. Am günstigsten ist, mit geöffnetem Fenster zu schlafen

Formen der Schlafzimmerlüftung

Stoßlüftung	Fenster vollständig geöffnet	Dauer 5-10 Minuten
reduzierte Stoßlüftung	Fenster halb geöffnet	Dauer 10-15 Minuten
reduzierte Querlüftung	Fenster gekippt, gegenüber Tür geöffnet	Dauer 15-30 Minuten
schwache Stoßlüftung	Fenster gekippt	Dauer 30-60 Minuten

Das Bett

Das Bett sollte aus Holz sein. Es sollte sich möglichst kein Metall an den Betten befinden. Auch Kernfedermatratzen aus Stahl sollten vermieden werden, weil diese sich elektrisch aufladen können. Sorge ist dafür zu tragen, dass die Matratzen nicht ausgelegen sind, also keine Kuhle im Bett bilden. Durch ausgelegene Matratzen entstehen Rückenschmerzen und eine schlechte Schlafqualität.

Zu mir sind Menschen mit Schlafstörungen und Rückenschmerzen gekommen, die zur Silberhochzeit noch die gleiche Matratze hatten, wie zur grünen Hochzeit. Auf meine Frage, wie oft sie sich ein Auto gekauft haben, war die Antwort: alle vier Jahre. Ich habe dann vorgeschlagen, zur Sicherung eines erholsamen Schlafs 25 Jahre mit demselben Auto zu fahren und alle vier Jahre neue Matratzen zu kaufen. Das ist gesundheitsfördernd.

Wer einen gesunden Schlaf haben möchte, und den benötigt jeder Mensch, muss seine Investitionen richtig anlegen. Wer seinen Stressor Auto mehr liebt als seine Gesundheit, dem wird auch kein Arzt helfen können.

Ich habe lange Zeit nach dem idealen Bett gesucht und habe es vor einigen Jahren bei dem österreichischen Hersteller Samina in Frastanz gefunden. Die Firma wird von dem Dipl. Psychologen Amann-Jennson geleitet. Er hat das Bett in einem Zeitraum von über 20 Jahren selbst entwickelt und erprobt. Das Bett hat eine solche Konstruktion, dass es sich an den Körper des Menschen anpasst. Ansonsten muss sich der Körper des Menschen an das Bett anpassen und das geht gewöhnlich nicht immer so gut.

Das nachfolgende Bild zeigt das physiologische Körper-Bett-Prinzip:

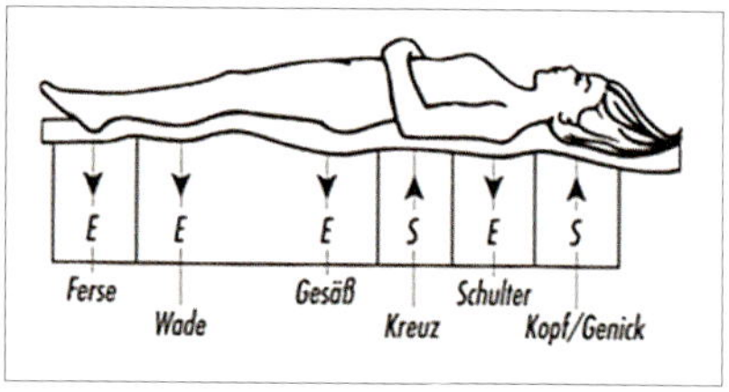

Abbildung 50 (rechts): Funktion des Betts: E = entlasten; S = stützen

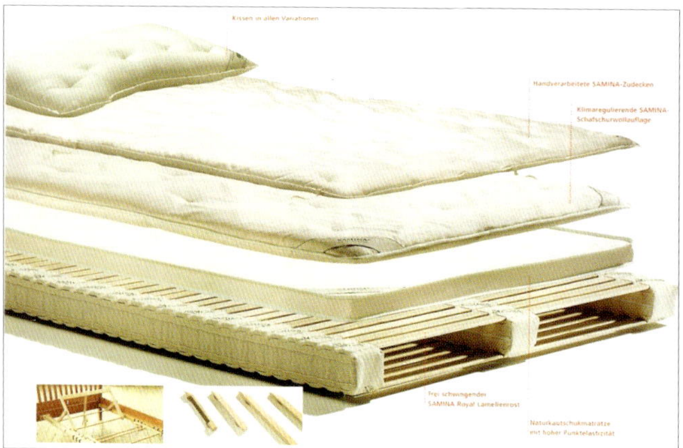

Abbildung 51 (unten): Struktur dieses Betts für einen erholsamen Schlaf

Die Struktur dieses Betts sieht so aus: Bettgestell aus Holz. Lattenrost doppelt angelegt und jede Latte beweglich. Darauf liegt eine Matratze aus Naturkautschuk und als nächstes eine Matte mit gesponnener Schafwolle und Silberfäden, zur Erdung als Schutz gegen Elektrizität. Dann noch zwei Decken aus gesponnener Schafwolle, eine als Unterlage, die andere zum Zudecken.

Dazu gibt es eine große Auswahl an Kopfkissen. Diese müssen an die Hals-Kopfstruktur angepasst werden. nach meinen Untersuchungen leiden ca. 80 % der Menschen an Nacken-Schulterverspannungen. Häufig trägt nicht nur die Computerarbeitshaltung zu deren Entstehung bei, sondern auch die Kopf-Hals-Lage im Bett. Die Halswirbelsäule muss dabei entlastet werden.

Das Bett soll nie entfremdet werden, z. B. durch Frühstücken und arbeiten (wie auf dem nebenstehenden Bild). Das Bett soll nur dem Schlafen und dem Lieben dienen.

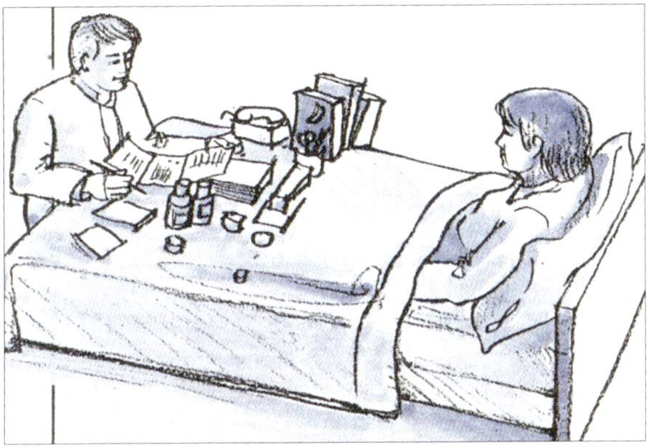

Abbildung 52: Bett nur zum Schlafen und Lieben verwenden

[Schering, Patientenservice, Schlaf erster Klasse, 1993]

Verhalten am Tage

Der Tagesablauf kann den Schlaf positiv oder negativ beeinflussen, z. B. sollte Stress durch 10 Minuten Relaxation oder/und Minischlaf reduziert werden.

Eine Stunde tägliches Wandern gehen oder Nordic Walking verbessert den Schlaf in der Nacht. Radfahren und Schwimmen sind auch zu empfehlen. Die sportliche Betätigung sollte aber nicht kurz vor dem Schlafengehen erfolgen (zwei bis drei Stunden vorher).

Fernsehen sollte spätestens zwei bis drei Stunden vor dem Zubettgehen abgeschaltet werden. Krimis sind zu vermeiden, weil sie Albträume auslösen können.

Schlaf-Wach-Rhythmus durch regelmäßige Zubettgeh- und Aufstehzeiten gestalten.

Zur Schlafvorbereitung wirkt sich ein Ritual, welches sich allabendlich wiederholt, günstig aus. Dazu würde ich auch die Darmentleerung vor dem Schlafengehen empfehlen. Ansonsten sollte sich dieses Ritual nach den individuellen Besonderheiten ausrichten.

Gesundheit, guter Schlaf und innere Harmonie durch richtiges Atmen

Zu empfehlen ist das bewusste rhythmische Atmen, wie es auf den Seiten 48-51 beschrieben ist. Augen schließen, mitteltief ein- und ausatmen. Mit den Gedanken auf den Atemrhythmus konzentrieren, gedanklich mit dem Atemrhythmus mitschwingen.

Keine Schlafangst entwickeln, den Schlaf nicht erzwingen wollen, sondern kommen lassen.

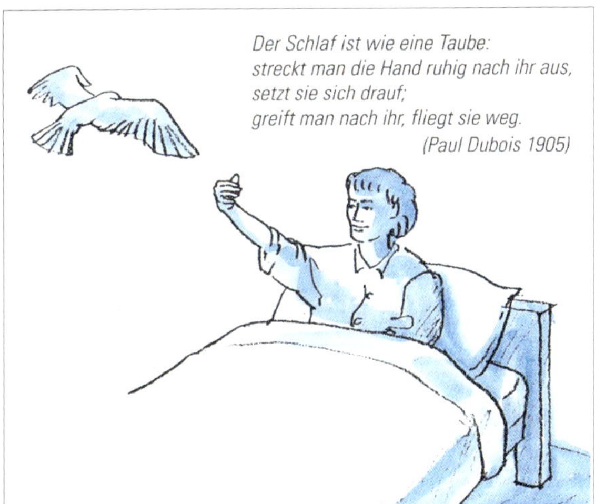
Der Schlaf ist wie eine Taube:
streckt man die Hand ruhig nach ihr aus,
setzt sie sich drauf;
greift man nach ihr, fliegt sie weg.
(Paul Dubois 1905)

Abbildung 53: Den Schlaf kommen lassen

[Schering, Patientenservice, Schlaf erster Klasse, 1993]

Auf das Aufstehen kommt es an

Das Aufstehen ist genauso wichtig wie das Zubettgehen. Beobachten Sie bitte Katzen und Hunde, wie diese ihren Schlaf beenden; nämlich durch „Streckgymnastik". Das gleiche sollte auch der Mensch tun.

Phasen des Aufstehens, ca. fünf Minuten
1. aufwachen
2. liegend recken und strecken
3. erheben und auf Bettrand sitzen
4. ca. 1-2 Minuten sitzen bleiben
5. stehend recken und strecken
6. am geöffneten Fenster 10-20 Mal tief ein- und ausatmen

Nachfolgende Handlungen sollen in Ruhe und ohne Hektik erfolgen. „Nimm Dir Zeit und Ruhe am Morgen, dann hast Du am Tag weniger Sorgen".

Empfehlungen nach dem Aufstehen: fünf Minuten Gymnastik mit Musik, fünf Minuten Kontrastdusche warm – kalt, 20-30 Minuten Frühstück.

Ich gehe vor dem Frühstück zirka eineinhalb Stunden wandern (Nordic Walking). Das Frühstück sollte man sich verdienen.

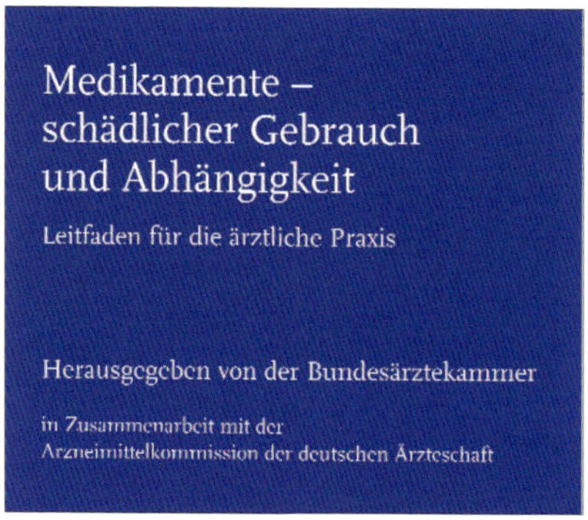

Abbildung 54: Schlafmittel gesundheitsschädlich. Warnung der Bundesärztekammer

Schlafhygiene ist besser als Schlafpillen oder -tropfen

Schlafmittel erzeugen, wie auch der alkoholische Schlaftrunk, keinen natürlich erholsamen Schlaf. Deshalb wird immer häufiger vor der Verordnung und Einnahme von Schlafmitteln (Hypnotika) gewarnt. Ich verweise auf einen Leitfaden für die ärztliche Praxis „Medikamente – schädlicher Gebrauch und Abhängigkeit", herausgegeben von der Bundesärztekammer Deutschland (Abbildung 54). In diesem 54 Seiten umfassenden Leitfaden wird vor allem zu der schädlichen Wirkung der Hypnotika (Schlafmittel) mit teilweiser Einbeziehung der Analgetika (schmerzstillende Schlafmittel) Stellung genommen. Dabei geht es um die medikamentöse Therapie von Schlafstörungen generell. In diesem Leitfaden ist zu lesen, dass es in Deutschland aufgrund ärztlicher Verordnungen bis zu 1,9 Millionen permanent Medikamentenabhängige gibt. Weitere 1,7 Millionen Patienten sind durch ärztlich verschriebene Medikamente mittel- bis hochgradig suchtgefährdet. Hinzu kommen noch verschiedene Nebenwirkungen. Wenn man davon ausgeht, dass eine Erkrankung häufig mit Angst und Schlafstörungen einhergeht und dadurch Störungen in der emotionellen Regulation, insbesondere in der molekularen Ebene der Emotionen, entstehen, dann können Hypnotika eher schädlich als nützlich sein. Es ist ja bekannt, dass Hypnotika keinen natürlichen Schlaf auslösen, sondern einen narkotischen Zustand, wie ihn der Alkohol auch bewirkt. Langzeitige Verordnung von Hypnotika an Kranke führt zur Vergrößerung

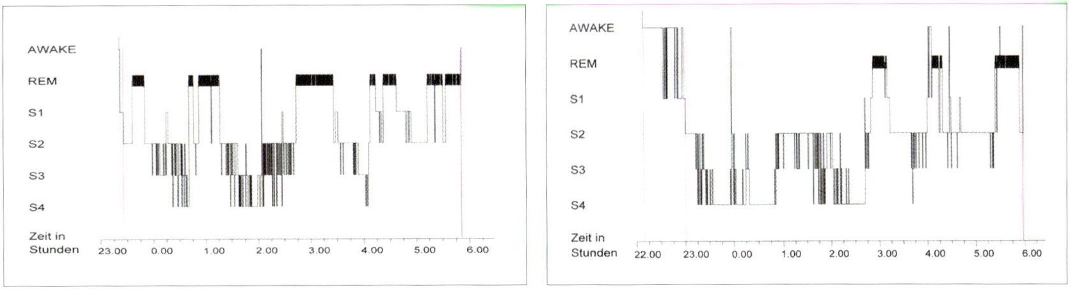

Abbildung 55:
Kurzschlafmittel zum Einschlafen stört den Schlaf. links: Normaler Schlaf ohne Medikamente, rechts: Erst nach dem Wirkungsabklingen der Medikamente (ca. 4 Stunden) tritt normaler Schlaf auf. Die reflektierten „Tiefschlafphasen (S3, S4) stellen keinen echten Tiefschlaf, sondern einen narkotischen Effekt dar.

des durch ärztliche Verordnung verursachten Heers der Arzneimittelsüchtigen.

Die abgebildeten Schlafprofile sollen zeigen, welche Auswirkungen Alkohol und Schlafmittel auf den Schlaf haben. Beides gemeinsam sollte **niemals** eingenommen werden. Leider ist das aber weit verbreitet. Das führt zur Sucht.

Das Gehirn vergisst, dass der Mensch nicht geschlafen hat

Es gibt noch eine weitere unangenehme Wirkung von bestimmten Hypnotika. Die „anterograde Amnesie“. „Sie stellt eine Erinnerungslücke für einen bestimmten Zeitraum nach einem auslösenden Ereignis oder nach Einnahme eines Medikaments dar. Sie kann durch Benzodiazepin-Rezeptoragonisten induziert und durch Alkohol potenziert werden. Häufiger als nach anderen Benzodiazepin-Rezeptoragonisten wurden anterograde Amnesien vor allem nach Substanzen mit ultrakurzer Halbwertzeit wie Triazolam, Brotizolam oder Midazolam beobachtet. Betroffen scheint vor allem die Übertragung von Kurz- in das Langzeitgedächtnis, die sog. Konsolidierung, zu sein.“

Dieses Zitat ist aus „Schering Lexikon Schlafmedizin“, MMV Medizinverlag, München. Im Klartext bedeutet dieses Zitat, dass ein Medikament durch Schaffung einer Erinnerungslücke den Patienten vergessen lässt, dass er nicht geschlafen hat.

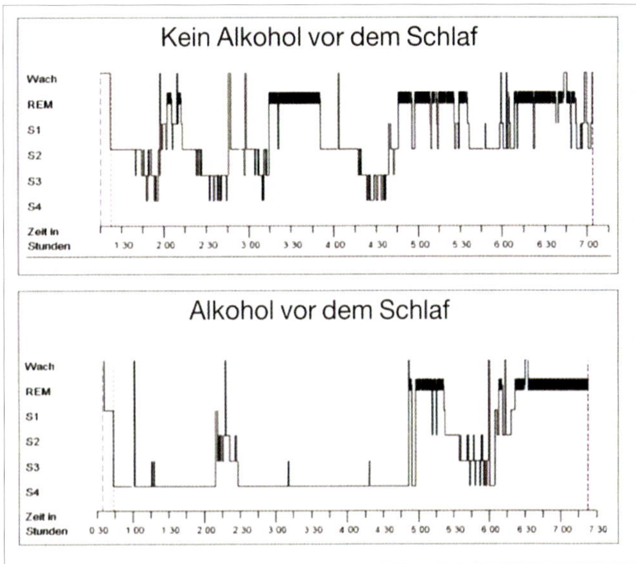

Abbildung 56:
2 Gläser Cognac, 3 Gläser Sekt. Erst nach dem Abbau des Alkohols im Körper tritt normaler Schlaf auf. Der Tiefschlaf (S3, S4) ist kein echter, sondern ein narkotischer Zustand.

Ich selbst habe derartige Untersuchungen mit dem ambulanten, automatischen, elektrophysiologischen Schlafanalysator bei Patienten mit schweren Unfallverletzungen durchgeführt (nicht veröffentlicht). Obgleich die Patienten laut Schlafprofil zwei Drittel der Liegezeit wach waren, behaupteten sie, gut geschlafen zu haben. Dabei glich das Schlafprofil des Vortags ohne Medikament mit der Behauptung der Patienten, dass sie sehr schlecht geschlafen haben, dem mit Benzodiazepanwirkung vollständig.

Schlafmittel vermögen das Gedächtnis zu blockieren. Damit muss besonders bei Langzeiteinnahme gerechnet werden.

Das Gehirn vergisst, dass der Mensch geschlafen hat

Nun gibt es auch eine Form der Schlafstörung (Insomnie), die den Patienten vergessen lässt, dass er geschlafen hat. Diese Patienten behaupten die ganze Nacht nicht geschlafen zu haben oder häufig wach gewesen zu sein. Das Schlafprofil und die Aufzeichnungen der Videokamera weisen aber einen normalen Schlaf aus.

Nach neueren Untersuchungen ist man zu der Auffassung gekommen, dass bei diesen Patienten keine Schlafstörung, sondern vielmehr eine Gedächtnisstörung vorliegt, die auf den Schlaf bezogen ist. Es entsteht eine Erinnerungslücke darüber, dass man geschlafen hat. Schlafmedikamente sind bei diesen Patienten völlig unangebracht, weil sie das Gedächtnis noch weiter stören können [J. Fernandez-Mendoza et al. 2011].

Kognitive Verhaltenstherapie wird empfohlen. Es ist für einen Arzt sehr schwer echte Schlafstörungen von jenen, die eigentlich Störungen des Gedächtnisses sind zu unterscheiden. Der Patient mit echten Schlafstörungen soll Tagesmüdigkeit, Gereiztheit, mangelnde Konzentration, Vergesslichkeit zeigen. Aber solche Symptome sind auch bei jenen, die schlafbezogene Gedächtnisstörungen haben, gelegentlich vorhanden.

Es gibt aufgrund meiner Erfahrungen noch eine weitere Gruppe von Schlafgestörten, die zu beachten ist. Das sind jene mit niedrigem Blutdruck, die morgens müde, schlapp, erschöpft erwachen. Sie glauben gewöhnlich schlecht geschlafen zu haben und verlängern ihre Liegezeit. Dadurch werden sie immer weniger „ausgeschlafener". Auch bei diesen Menschen liegen nicht immer Schlafstörungen vor. Das Schlafprofil ist häufig völlig normal. Ich empfehle in diesen Fällen den Schlaf keinesfalls zu verlängern, sondern aufzustehen, kalt-warme Duschen nehmen, Atemgymnastik und Gymnastik. Im Notfall eine Tasse Kaffee. Nach meinen Untersuchungen haben etwa 40 % der Erwachsenen, besonders Frauen, einen niedrigen Blutdruck. Viele davon erwachen mit der Morgenmüdigkeit. Menschen mit niedrigem Blutdruck dürfen keine Schlafmittel einnehmen.

Nach meinen Erfahrungen kommen die „gut schlafenden" Schlafgestörten häufiger vor als man denkt. Da ich mehr als 10.000 Untersuchungen mit dem ambulanten automatischen elektrophysiologischen Schlafanalysator durchgeführt habe, sind mir die Patienten mit derartigen schlafbezogenen Gedächtnisstörungen und solche unausgeschlafene mit niedrigem Blutdruck häufiger bekannt geworden. Sie waren mir immer sehr dankbar, wenn ich ihnen die Ursache ihres Leidens mit Messdaten belegen und entsprechende Empfehlungen zur Beseitigung geben konnte. Diese Erscheinungen kann man nicht durch Befragung diagnostizieren, weil nur das Hirnstrombild und der gemessene Ruheblutdruck die wahre Aussage gestatten. Folglich ist die schlafbezogene Gedächtnisstörung nur im Schlaflabor oder mittels ambulantem, automatischen, elektrophysiologischen Schlafanalysators möglich zu diagnostizieren. Die weit verbreitete Schlafdiagnostik nur durch Befragung ist nicht aussagekräftig, weil die subjektive Bewertung des Schlafs durch Patienten von zahlreichen Faktoren abhängig und häufig völlig irreal ist, z. B.

- vom Erinnerungsvermögen
- den Schlafstadien aus denen man geweckt wird
- vom Blutdruck
- von Beschwerden
- von Funktionsveränderungen des Gehirns
- vom Gesundheitszustand
- von Medikamenten
- von alkoholischen Getränken

Es ist daher klar geworden, dass man nicht jede Schlafstörung mit Schlafmitteln behandeln werden darf, weil der Gesundheitszustand, d. h. der nicht erholsame Schlaf, nur verschlechtert werden kann. Es soll 88 verschiedene Schlafstörungen geben. Deshalb ist eine Verantwortungsvolle Diagnostik unbedingt erforderlich. Selbstbehandlung mit Schlafmitteln sollte nie erfolgen. Zuerst muss die Schlafhygiene überprüft werden.

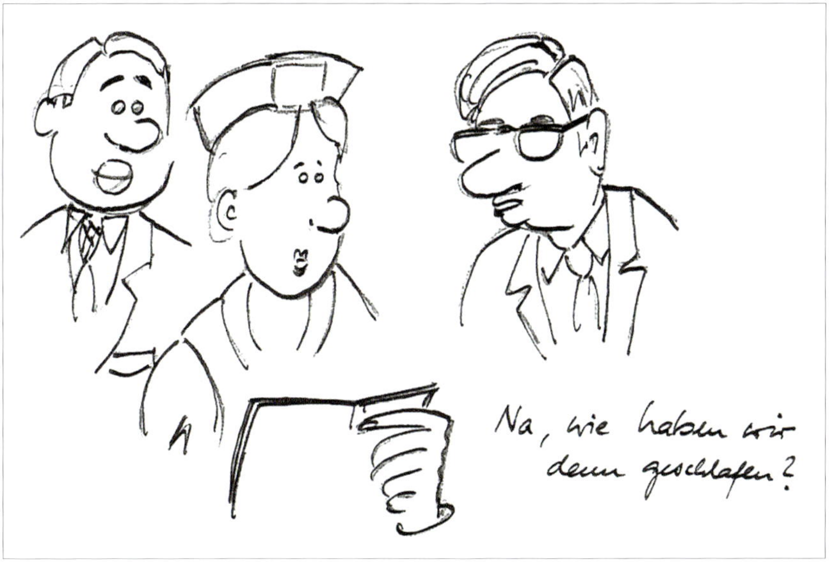

Abbildung 57: Die Schlafdiagnostik nur durch Befragung ist nach dem heutigen Erkenntnisstand der Schlafmedizin nicht aussagekräftig (Christl und Hecht)

Altersschlaf

Wie der menschliche Körper während des Lebenslaufs Werden, Sein, Vergehen, einer Biomorphose (Veränderung der biologischen Prozesse) unterliegt, so geschieht dies auch mit dem Schlaf. Das bezieht sich auf die Schlafdauer und auch auf die hirnelektrische Struktur. Kinder- und Altersschlaf unterscheiden sich z. B. erheblich. Kinder haben einen hohen Anteil an REM-Schlaf. Bei älteren Menschen kann der REM-Schlaf reduziert sein.

Lebensalter	Anteil des REM-Schlafs am Gesamtschlaf in %
Frühgeborene	80
Neugeborene	50
2. Lebensjahr	30
16. Lebensjahr	20
Erwachsenenalter	14-20

Die Dauer des Schlafs der Kinder ist sehr uneinheitlich und individuell geprägt. Bereits im Vorschulalter sind in einer Gruppe Schwankungen der Schlafdauer von 8-15 Stunden pro Tag zu registrieren. Es gibt Orientierungswerte: Neugeborene schlafen im Mittel zirka 18 Stunden. Gewöhnlich erfolgt dieser Schlaf in 3- bis 4-Stunden-Blöcken über den ganzen Tag verteilt. Das Kind im Alter von einem Jahr schläft im Mittel 14 Stunden. Mit zunehmendem Alter wird auf den Tagesschlaf verzichtet. Im Kindesalter zeigt die Schlafdauer folgende Entwicklung: Säuglinge 16-18 Stunden, Kind im zweiten Lebensjahr 13,5 Stunden, Kind Ende des fünften Lebensjahrs 11,5 Stunden, 13- bis 15-Jährige schlafen im Mittel 8,5-9 Stunden. In diesem Alter lassen sich bereits erste Ansätze für Schlafdauertypen (z. B. Langschläfer oder Kurzschläfer) erkennen.

Der Schlaf des älteren Menschen ist ein ebenfalls vielschichtiges Problem. Wir müssen den Schlaf von gesunden und kranken Senioren unterscheiden.

Gesunde	chronisch Kranke (innere/neurologische/psychiatrische/allergische Krankheiten
Schlafgesund ohne Schlafmittel, selten Medikamente	chronische Schlafstörungen permanenter Gebrauch von Schlafmitteln und anderen Medikamenten

Schlafstörungen bei älteren Menschen sind vorwiegend auf Störungen der zirkadianen Rhythmik (Tagesrhythmik) zurückzuführen. Untersuchungen der bekannten deutschen Schlafforscher Hartmut Schulz [1997], Jürgen Zulley [1997] ergaben, dass der Verlust der Zeitstruktur des zirkadianen Rhythmus bei älteren Menschen größtenteils die Ursache für die Schlafstörungen ist. Dafür werden folgende Faktoren angegeben:

- Verlust der Zeitstruktur des Tagesrhythmus durch mangelnde Aktivität am Tage (Motivationsarmut), frühe Beendigung der Tageszeitstruktur, frühes Erwachen, zu lange Liegezeiten im Bett, zu späte Beendigung der Leigezeiten, zu viel Tagesschlaf und reduzierter Nachtschlaf, Abkoppeln des Schlafrhythmus von zirkadianen Rhythmen, Desynchonisation, Verlust der Zeitwahrnehmung

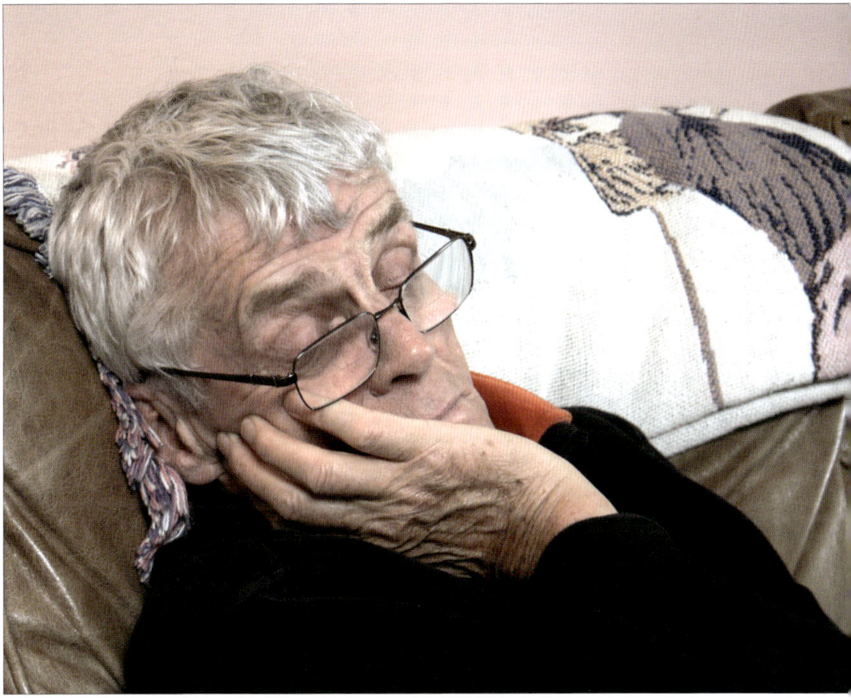

- Verlust der Zeitgeberfunktion (Hell-Dunkel-Wechsel) durch die Lebensweise und durch den Alterungsprozess. Infolge dessen kommt es zur Desynchronisation zwischen Zeitgeber (Hell-Dunkel) und zirkadianem Rhythmus (innere rhythmische Abläufe). Dafür werden folgende erwiesene Begründungen angegeben: Verringerte Fähigkeit, den endogenen Rhythmus aufrecht zu erhalten, Abnahme der Fähigkeit, den Zeitgeber wahrzunehmen, Verringerung von Zeitgebern durch Verlust sozialer Kontakte, Abflachung der Amplitude der zirkadianen Rhythmik. Der Verlust der Zeitstruktur des zirkadianen Rhythmus beschleunigt den Alterungsprozess. Andererseits ist gesunde Langlebigkeit an den Umgang mit der Zeit gebunden. Auf diese Tatsache verwies vor zirka 200 Jahren im Göttinger Taschenkalender Georg Christoph Lichtenberg (Physiker und Schriftsteller, 1742-1799), indem er schrieb: „Die sogenannten Leute nach der Uhr werden gewöhnlich alt. Das Handeln nach der Uhr aber setzt innere uhrmäßige Anlagen voraus". Folglich vermutete er damals etwas, was wir heute kennen: die innere Uhr des Menschen und diese müssen wir in jedem Alter richtig stellen, nämlich nach der Natur.

Verlust der Zeitstruktur im Alter

mangelnde Aktivität am Tage
↓
Motivationsarmut
↓
zu frühe Beendigung der Tagesaktivität
↓
zu lange Liegezeiten im Bett
↓
zu viel Tagesschlaf,
reduzierter Nachtschlaf
↓
Zerstörung der Zeitstruktur,
↓
Erhöhung des Erkrankungsrisikos
↓
Beschleunigung des Alterungsprozesses

Abbildung 58:
Ein Minischlaf am Tage von ca. 10 Minuten tut gut. Aber häufige längere Tagesschläfchen zerstören die Zeitstruktur.

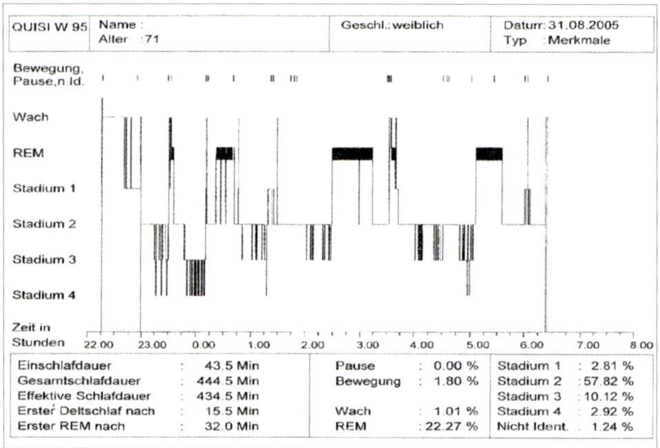

Gesunde Lebensweise, keine Medikamente, 71 Jahre, weiblich

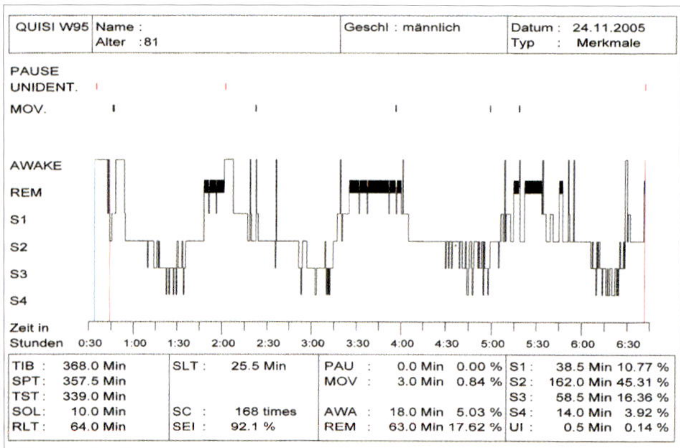

Gesunde Lebensweise, keine Medikamente, 81 Jahre, männlich

Abbildung 59: Schlafprofile von gesunden Senioren

Weitere Ursachen der schlechten Schlafqualität im höheren Lebensalter:

- veränderte Schlaffähigkeit
- erhöhtes Bedürfnis zu schlafen
- Veränderung des Schlaf-Wach-Rhythmus
- ungenügende Körperbewegung
- Übergewicht
- Depression – Einsamkeit
- ungenügend behandelte Schmerzen
- schlechte Matratze / schlechtes Kopfkissen
- Krankheiten – Multimorbidität
- Medikamente – Multimedikation
- Schlafmittelmissbrauch
- unphysiologisches Atmen

Richtigstellende Bemerkungen zum Altersschlaf.

1. Der Schlaf von älteren Menschen soll sich mit zunehmendem Alter verkürzen. Diese Auffassung kann keinesfalls generell gültig sein. Meine Doktorandin Ute Forst [1985] konnte nachweisen, dass die Kurzschläfer zuungunsten der Mittellangschläfer mit zunehmendem Alter zunehmen, nicht aber die Dauer des Schlaf abnimmt.

2. Der REM-Schlaf soll bei den Senioren reduziert sein. Diese Behauptung konnte ich nur bei kranken Senioren, aber nicht bei Gesunden nachweisen.

3. Die Struktur des Schlafs (Schlafprofil) soll bei älteren Menschen deformiert sein. Auch diese Auffassung ist nicht generell richtig. Ich konnte bei gesunden Menschen zwischen 60 und über 80 Jahren noch ganz normale Schlafprofile registrieren. Für kranke Senioren trifft die Deformierung der Schlafprofile zu.

4. Ältere Menschen sollen weniger träumen. Richtig ist, dass gesunde Senioren gute Träume haben können. Nur Kranke und medikamentös behandelte träumen wenig oder nicht.

Schlechte Schlafqualität im höheren Alter, was ist zu tun?

- keine Schlafmittel, auf schlafstörende Mittel achten, z. B. Blutdrucksenker, Cholesterinsenker
- Aufstellen von Tages- und Wochenprogrammen
- regelmäßiges Aufstehen und Zubettgehen
- regelmäßiger Mittagsschlaf oder Minischlaf möglichst in der Zeit von 13:00-14:00 Uhr
- regelmäßige und ausreichende geistige und körperliche Aktivität, z. B. Spaziergänge in frischer Luft
- regelmäßige Mahlzeiten
- regelmäßig rhythmische Atemgymnastik (siehe Seite 48-51)
- möglichst nicht zu früh zu Bett gehen und nicht zu lange in den Tag hineinschlafen
- Fernseheinschlafen durch andere aktive Tätigkeiten verhindern
- Schlafzimmer nur zum Schlafen nutzen
- wenige Tätigkeiten im Liegen ausführen (Lesen, Fernsehen, Musikhören)
- Schlafhygiene
- persönliches entspannendes Schlafritual
- keine großen Mahlzeiten und Flüssigkeiten vor dem Schlafengehen
- Stuhlgang – Darmentleerung vor dem Schlafengehen
- keine koffeinhaltigen Getränke (Kaffee, grüner Tee, Cola)
- keine alkoholischen Getränke! auch Bier und Wein nicht!
- nicht rauchen! Nikotin verschlechtert die Schlafqualität
- eine Stunde vor dem Schlafengehen fernsehen einstellen

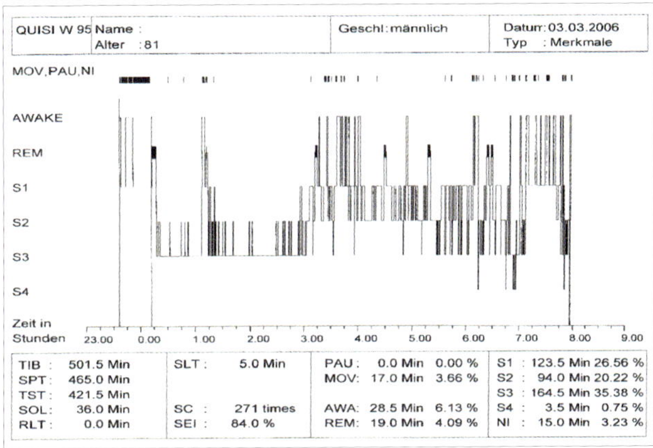

Multimorbidität, 6 verschiedene Symptome, Schlafmittelabusus, 81 Jahre, männlich

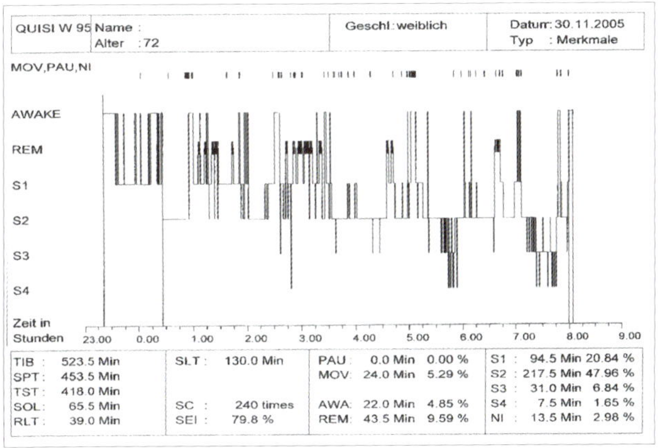

Multimorbidität, 8 verschiedene Symptome, Multimedikation 72 Jahre, weiblich

Abbildung 60: Schlafprofile von kranken Senioren

- eine Stunde vor dem Schlafengehen einen kurzen Spaziergang oder Atemübung in frischer Luft oder Muskelrelaxionsübungen
- ruhige Musik hören
- keine Sorgen mit ins Bett nehmen
- Liegezeit im Bett ≤ 7 Stunden
- Schlafprotokoll zur Selbstkontrolle führen
- kein Handy im Schlafzimmer

Anmerkung: Verbreitet ist auch die Schlafapnoe bei älteren Menschen. Diese zeigt sich durch Schnarchen und Atemstillstandepisoden während des Schlafens. Wenn diese beobachtet wird, ist unbedingt ein Schlaflabor aufzusuchen. Nur in diesem kann Abhilfe geschaffen werden. Gewöhnlich ist die Schlafapnoe mit Übergewicht und Alkohol verbunden. Bewegung, mäßige artgerechte Ernährung und kein Alkohol sind präventive Maßnahmen gegen die Schlafapnoe.

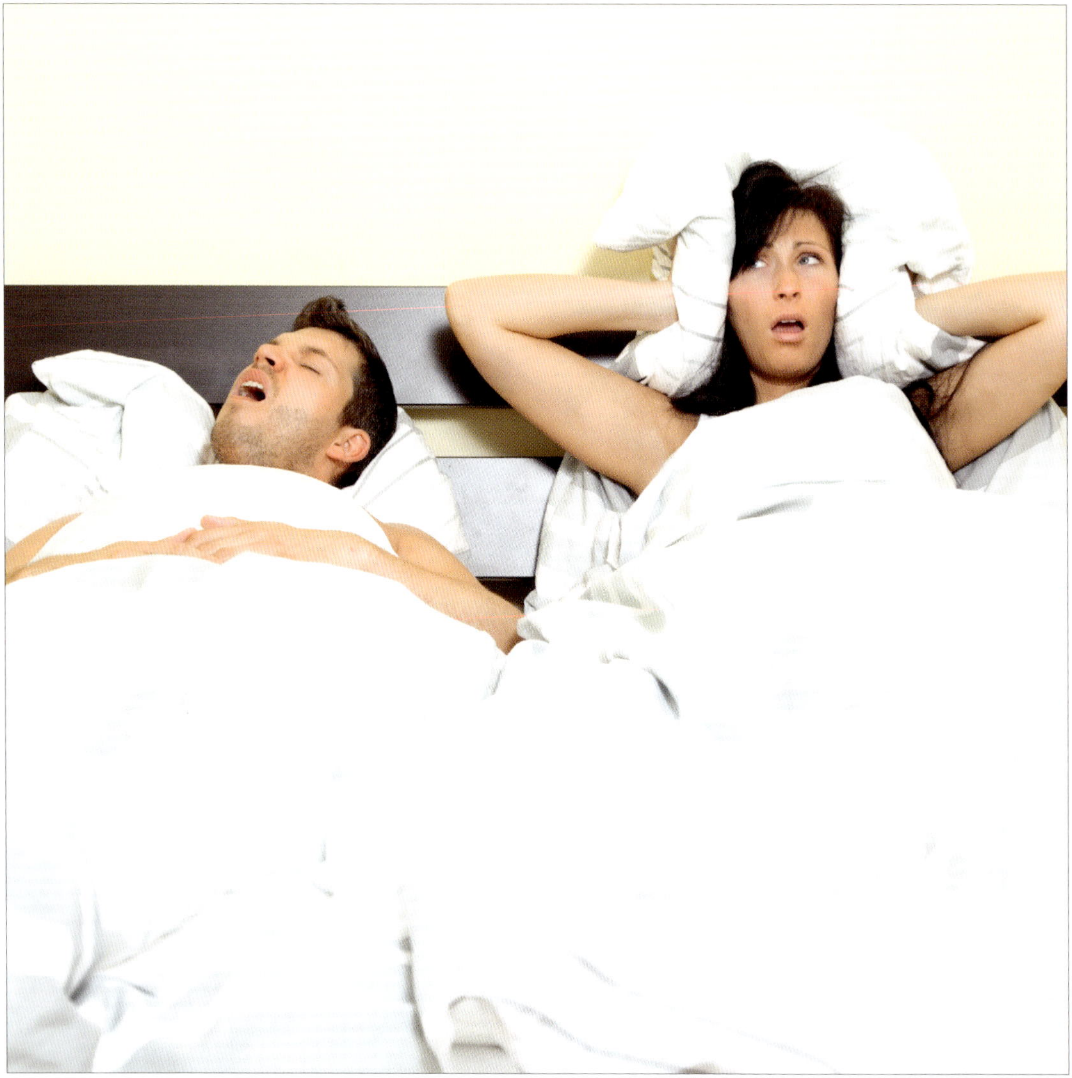

Abbildung 61: Schnarchen ist in jedem Alter ein Schlafstörer für den Partner oder die Partnerin

Kraftquell Minischlaf am Tage

1. Was ist der Minischlaf?

Ein Minischlaf ist ein kurzer Schlaf am Tage von einer Dauer von 10 bis höchstens 20 Minuten. Synonyme sind Nickerchen, Nap (engl.) und „ultrashort sleep".

Der Minischlaf wird besonders in den USA als Mittel zur Erhöhung der Munterkeit am Arbeitsplatz und im Straßenverkehr genutzt.

Der Effekt des Minischlafs auf die Gesundheit und Leistungsfähigkeit kann wie folgt zusammengefasst werden.

Ein Minischlaf (aber nicht länger als 20 Minuten), z. B. nach dem Mittagessen, wirkt:
- erfrischend, entspannend
- leistungsfördernd, kreativitätsanregend
- gesundheitsstärkend
- Kräfte spendend.

Wissenschaftliche Studien belegen, dass regelmäßiger Minischlaf
- vor Herzinfarkt schützt
- das Selbstbewusstsein stärkt
- nachweislich den allgemeinen Gesundheitszustand verbessert
- das Erinnerungsvermögen (Gedächtnis) stärkt
- die geistige Leistungsfähigkeit steigert
- die psychomotorische Koordination erhöht
- die Sinne schärft
- die Zeitwahrnehmung verbessert
- Harmonie nach außen und nach innen (Ausgeglichenheit) schafft
- die gute Stimmung steigert
- die Fähigkeit zur Relaxation entwickelt
- die Widerstandskraft gegen Stress und Lärm erhöht
- die Arbeitsproduktivität steigert (z. B. den nach der Mittagspause eintretenden Produktionsabfall von 20 bis 25 % ausgleichen kann)
- die Qualität des Nachtschlafes verbessert und den Bedarf an Nachtschlaf verringert

2. Warum wird Minischlaf am Tage empfohlen?

Die moderne Gesellschaft ist eine müde Gesellschaft! 3,3 Mio. Deutsche leiden an Tagesmüdigkeit und ca. 900.000 am chronischen Müdigkeitssyndrom.

24 % aller tödlichen Unfälle auf den Autobahnen wurden durch Übermüdung am Steuer bzw. Einschlafen am Steuer (Mikroschlaf = Sekundenschlaf) verursacht. Jeder Mensch befindet sich am Tage mindestens eine Stunde im Alltagstrance.

60-80 % aller gestressten geht am Nachmittag die „Luft" aus (Gedächtnis- und Konzentrationsschwäche). 20-30 % Verlust an Produktivität in der zweiten Tageshälfte. Es gibt kein physiologisches oder kreatives Pausenregime.

Wir leben in einer 24-Stunden Non-Stop-Gesellschaft.

56 % der US-Amerikaner werden täglich einmal von einer heftigen Müdigkeitsphase befallen (Gullap-Institut-Umfrage) in New Jersey.

Wer den Minischlaf am Tage pflegt

- schläft nachts besser und kommt mit weniger Nachtschlaf aus
- kann mit Stress besser umgehen
- ist seelisch fit und ausgeglichen
- ist geistig auf der Höhe
- erhält seine Gesundheit und hat die Chance, länger in bester Gesundheit zu leben!

3. Wie viele Menschen pflegen den Minischlaf?

Japan: Nahezu aller erwachsenen Japaner pflegen den Minischlaf am Tage.

China: Der Artikel 49 der chinesischen Verfassung garantiert jedem Bürger den Minischlaf am Tage.

Mexiko: 75 % aller Mexikaner pflegen den Minischlaf.

USA: 23 % der US-Amerikaner begeben sich mittags in Morpheus Arme.

Spanien: Der größte Teil der Spanier nutzt die Siesta zum Tagesschlaf.

Deutschland: Nur 14 % der deutschen Erwachsenen wagen sich einen Minischlaf und 12 % der Jugendlichen. Die Senioren sind etwas mutiger: 25 %.

Abbildung 62: Mittagsschlaf in China [Archive Hecht]

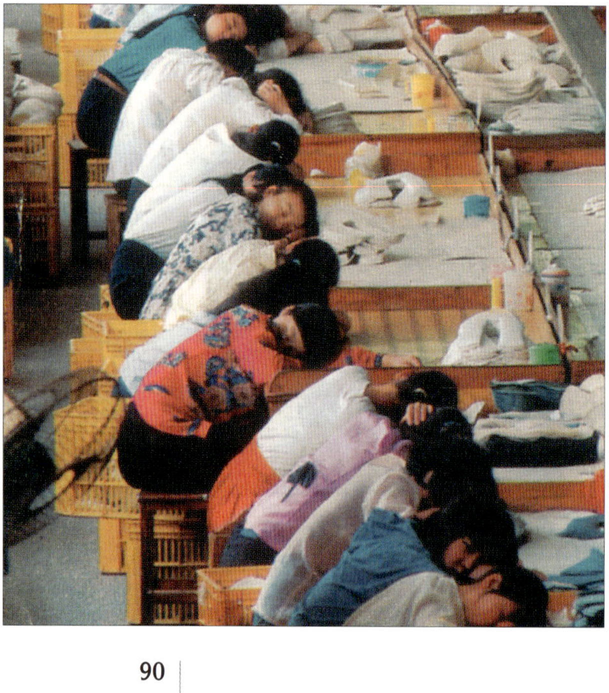

4. Warum ist in Deutschland der Minischlaf verpönt?

Schlafen am Tage und Schlafen am Arbeitsplatz umgibt sich mit dem Odium Faulheit, Lethargie, Arbeitsscheu, Unehrenhaftigkeit. Ein deutscher Arbeiter, ein deutscher Beamter, ein deutscher Manager ist fleißig. Schlafen am Arbeitsplatz ist für sie ein Tabu. Eine derartige Auffassung schafft Dauerstress, Verringerung der Arbeitsproduktivität und verursacht Erkrankungen.

5. Wie kann man den Minischlaf erlernen?

Keine Reizmittel

4 bis 6 Stunden zuvor keine koffeinhaltigen und alkoholischen Getränke, keine psychotropen Pharmaka.

Zeitpunkt auswählen

Schlaffenster nutzen. Schlaffenster: Rhythmisch alle 4 Stunden auftretende erhöhte Schlafbereitschaft bzw. Schlafneigung. Mittelwerte: 01:00, 05:00, 09:00, 13:00, 17:00, 21:00 Uhr. Eigenes Schlaffenster durch Selbstbeobachtung oder Protokollführung ausfindig machen!

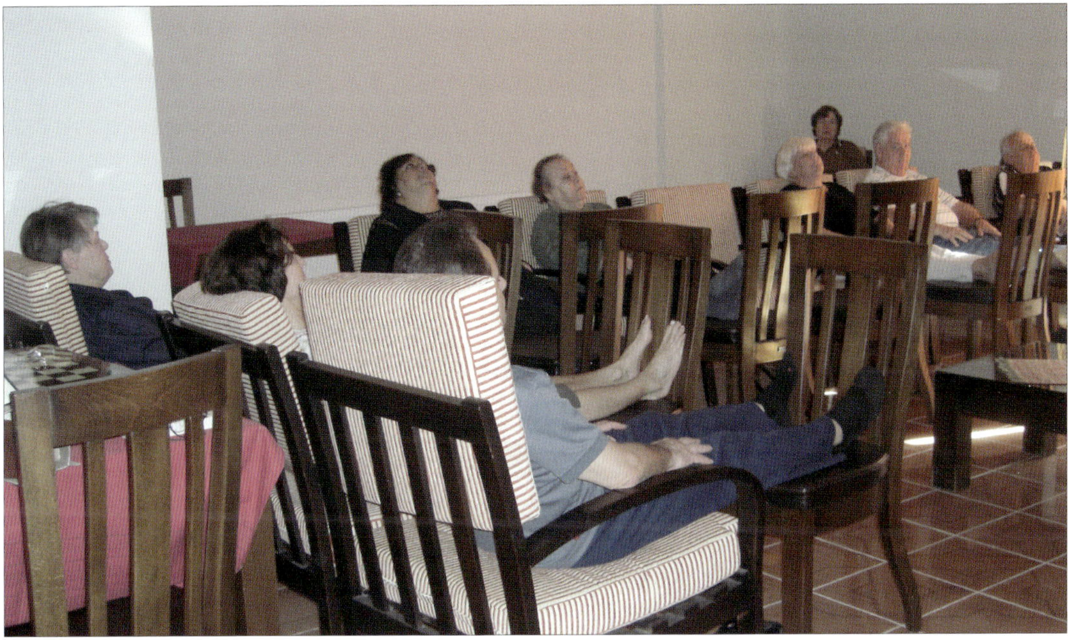

Abbildung 63: So geht der Minischlaf auch (Foto Scherf)

Ruhemöglichkeit vorbereiten

Minischlaf kann im Liegen (Rücken-, Seiten- und Bauchlage) oder im Sitzen (in verschiedenen Positionen) durchgeführt werden. Liegestätte: Couch, Bett, Matte. Sitzgelegenheit: Lehnsessel, Stuhl, Sessel.

Wichtig: Es muss unbedingt eine entspannte Position erreicht werden. Kleidung soll locker sein, sie darf nicht abschnüren oder drücken.

Störfrei

Es ist dafür zu sorgen, dass Störfaktoren ausgeschlossen werden (z. B. Telefon, Lärm, Besuch).

Beleuchtung im Raum

Nach individuellem Bedarf und Stimmung auswählen. Manche lieben es hell, weil sie besser erwachen, manche benötigen Dunkelheit, andere Dämmerbeleuchtung. Wichtig ist, dass bei jeder Übung die gleichen Bedingungen gegeben sind.

Zeitkontrolle

Es ist auch wichtig, nicht länger als 15 bis 20 Minuten den Minischlaf auszudehnen. Wenn diese Zeit überschritten wird, dann kommt man nach dem Erwachen aus dem Tiefschlaf in einen Trancezustand, in dem man sich mehrere Stunden befinden kann. Beginnen Sie bitte mit 10 Minuten. Die Zeitkontrolle kann auf zwei Wegen erfolgen.

Beauftragen Sie einen Familienangehörigen oder Bekannten, dass er Sie von weitem beobachten und wecken soll, nachdem Sie die vereinbarte Zeit geschlafen haben.

Wenn Sie es nicht möchten, dass Sie jemand beobachtet oder wenn Sie niemanden für diese Aufgabe haben, dann stellen Sie sich einfach den Wecker für die vorgesehene Zeit. Wenn Sie die ersten Male in dem vorgesehenen Zeitraum nicht einschlafen, dann beenden sie dennoch die Übung. Freuen Sie sich, dass Sie einige Zeit geruht haben. Auch eine Entspannung von 10 bis 15 Minuten mit der bewussten Wahrnehmung der Atemzüge wirkt erholend.

Durchführung

- **Entspannen:** Entspannen Sie sich völlig. Überprüfen Sie bitte, ob Ihre Arme und Beine wirklich locker sind. Heben Sie Ihre Extremitäten einzeln leicht an und lassen Sie diese locker fallen. Das Gleiche tun Sie auch mit dem Kopf. Überprüfen Sie, ob der Nacken locker ist. Eventuell eine Korrektur mit einem kleinen Kissen vornehmen.
- **Richtig Atmen:** Atmen Sie bitte mit der verbundenen Atmung: Einatmen, Ausatmen (siehe Seite 48-51). Beobachten Sie Ihre Atmung. Nehmen Sie Ihre Atemzüge bewusst wahr. Stellen Sie sich beim Atmen auf einen gleichmäßigen, Ihnen angenehmen Rhythmus ein. Schließen Sie Ihre Augen und genießen Sie nun das leichte schwebende Gefühl beim rhythmischen Einatmen und Ausatmen. Stellen Sie sich vor, Sie sitzen in einem Schaukelstuhl oder „liegen in einer Wiege" und werden geschaukelt.
- **Selbstberuhigung:** Bei Fortsetzung der rhythmischen Atmung, schließen Sie weiter die Augen und fühlen Sie sich nun völlig entspannt. Stellen Sie sich vor, schwerelos zu sein, auf den Wolken zu liegen usw. (lassen Sie aber keine erregenden Gedanken aufkommen, diese lenken Sie nur ab). Lassen Sie aber im völlig entspannten Zustand den Schlaf kommen. Stellen Sie sich dabei vor, langsam schwebend in die Tiefe des Schlafs zu gehen.
- **In Ruhe und Schlaf hineinschweben:** Keine Erwartungshaltung einnehmen oder den Schlaf erzwingen wollen! Schweben Sie in die Ruhe und in den Schlaf hinein. Denken Sie daran: Die Minischlafzeit ist Ihre „Heilige Zeit", in der Sie sich unbeschwert, frei von allen irdischen Belangen und Dingen fühlen dürfen. Mit dem Schlaf ist es wie mit einer Taube: Strecken Sie die Hand ruhig aus, dann setzt sie sich darauf. Greifen Sie nach ihr, dann fliegt sie weg.
- **Aufwachen:** Wenn die Zeit (z. B. 10 Minuten) vorüber ist und der Zeitkontrolleur (Wecker oder Familienangehöriger) zum Aufstehen mahnt, dann recken Sie sich und strecken Sie sich. Dann erheben Sie sich langsam und recken und strecken sich erneut. Eine kurze Gymnastik oder eine Benetzung des Gesichts mit kaltem Wasser erleichtert den Übergang zum Wachsein. Es ist **wichtig**, sich ein festes Aufwachritual

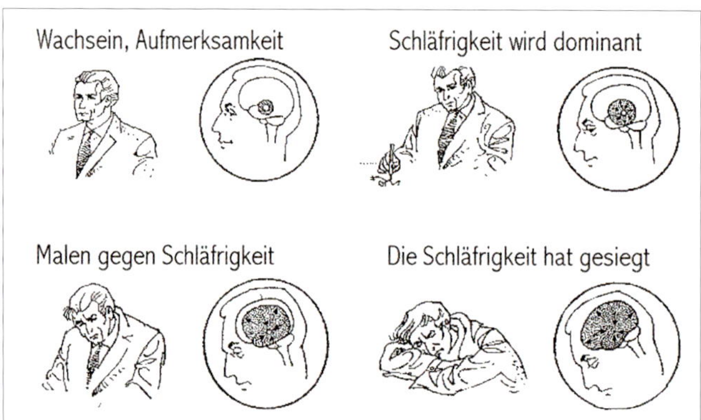

Abbildung 64: Abwehr von Müdigkeit und Hemmungsprozessen in der Hirnrinde

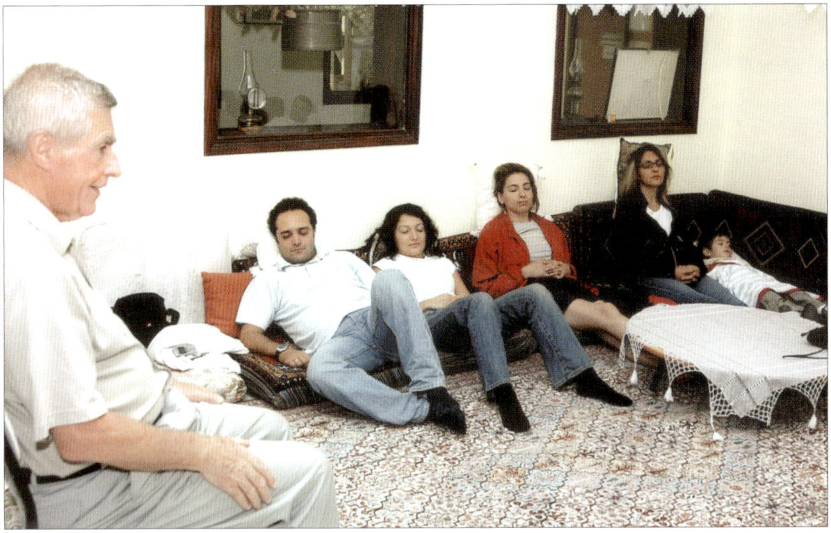

Abbildung 65: Minischlaf nach dem Mittagessen im Kurzentrum NaturMed in Davutlar, Türkei, unter meiner Anleitung

(Archive Hecht)

anzueignen, welches mit optimistischen Gedanken oder Worten abgeschlossen wird. Dieses Ritual könnte wie folgt ablaufen:

Aufwachen, recken und strecken

Sprechen: *Ich fühle mich wohl*
Ich bin glücklich
Ich fühle mich stark
Ich bin jung
Ich bin schön

Nach dem Erwachen sollte man sich wieder in den Tagesablauf einordnen und seine Tätigkeit fortsetzen.

Regelmäßig üben

Je häufiger Sie diese Übungen durchführen (möglichst täglich einmal), desto schneller werden Sie den Minischlaf am Tage beherrschen.

Geduldig sein

Beachten Sie bitte, dass Sie immer geduldig weiterüben sollen, auch wenn es nicht gleich klappt. Verzagen Sie dann nicht. Freuen Sie sich, dass Ihnen das Übern schon Entspannung bringt. Wenn es nicht gleich klappt, sollte man eventuell die Position ändern oder den Helligkeitsgrad des Raums.

Immer zur gleichen Zeit üben

Das Erlernen des Minischlafs am Tage wird erleichtert, wenn immer die gleiche Übungszeit und Übungsumgebung gewählt wird. Es wird empfohlen, den Minischlaf **nicht kurz** vor dem Schlafengehen (mindestens 3 Stunden früher) zu üben, weil der Erholungseffekt des Minischlafs das Einschlafen zum Nachtschlaf verhindern kann. [Hecht 2002]

Ein Minischlaf regelmäßig zur gleichen Zeit schützt vor dem Einschlafen, während des Vortrags oder am Steuer. Ich führe den Minischlaf seit meiner Jugend täglich durch. An einem stressigen Tag sogar zweimal.

Wichtige Faktoren einer gesunden Lebensweise

Dem Kranksein davonlaufen, dem Gesundsein entgegengehen

„Die Bewegung als solche kann ein beliebiges Mittel ersetzen, aber alle in der Welt existierenden Mittel können nicht die Bewegung ersetzen."

[Tissot, französischer Arzt, 18. Jahrhundert]

Abbildung 66: Morgenwanderungen in den Bergen vermögen viele neue Gehirnzellen zu bilden

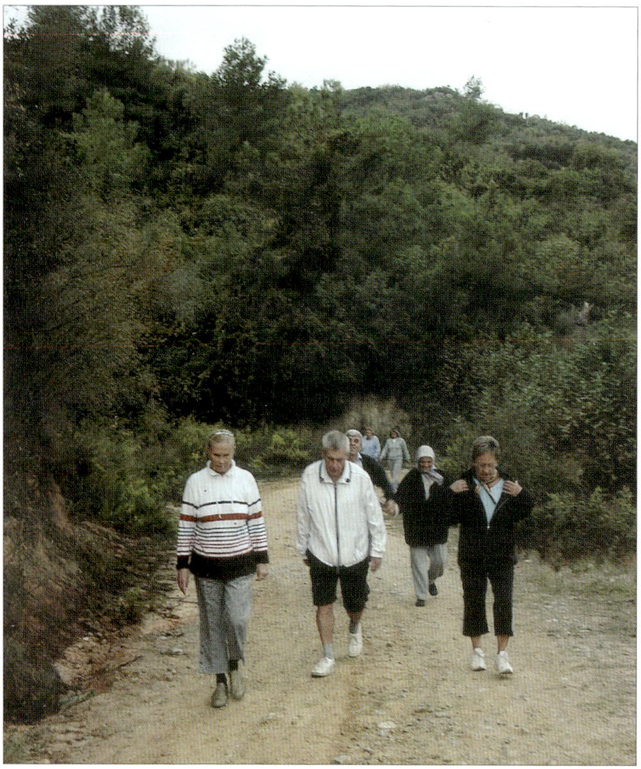

Dieses Zitat von Tissot gilt heute ganz besonders, da sich viele Menschen ein bequemes Leben schaffen und gleichzeitig Unmengen von Arzneimitteln schlucken. In den letzten Jahren hat sich wissenschaftlich begründet, die Auffassung bei zahlreichen Ärzten durchgesetzt, dass Körperbewegung wirklich besser sein kann als Medikamente. Körperbewegung, damit ist Ausdauerbewegung gemeint wie Gehen, Joggen, Schwimmen, Tanzen, Radfahren und in letzter Zeit vor allem Nordic Walking (nordische Wandern).

Derartige Körperbewegungen werden in einer angemessenen Belastung empfohlen, z. B bei

- hohem Blutdruck
- niedrigem Blutdruck
- Depressionen
- Diabetes mellitus
- Adipositas
- Herz-Kreislauf-Erkrankungen
- onkologische Erkrankungen
- Stoffwechselerkrankungen
- Schlafstörungen
- psychosomatische Erkrankungen
- nach allen Operationen
- zur Schmerzlinderung
- präventiv gegen Entzündungen

Folgendes Fallbeispiel belegt, dass die Bewegung wirklich die beste Behandlungsform ist:

Ein 63-jähriger Patient (Lehrer) wurde in einem völlig erschöpften Zustand in das Kurzentrum, in welchem ich die nichtmedikamentöse naturheilkundlich orientierte Asklepioskur durchführte, mit „lebensmüden" Gedanken eingewiesen. Seit etwa fünf Jahren erhielt er täglich vier verschiedene Antihypertensiva, zwei Antidepressiva, Cholesterinsenker und Schlafmittel (Benzodiazepine). Insgesamt 12 verschiedene Medikamente. Er konnte kaum 200 m gehen. Sein systolischer Ruheblutdruck lag bei der Aufnahme in das Kurzentrum zwischen 80 und 85 mmHg. Der HADS-Depressionswert betrug 20 Punkte (sehr hoch). Das Schlafprofil zeigte ca. 40 % Wachzeiten von der gesamten Liegedauer, keinen REM-Schlaf und stark reduzierten Tiefschlaf. Am zweiten Kurtag wurden sämtliche Medikamente abgesetzt. Dafür wurde dem Patienten zur Reduzierung der Abstinenzsymptomatik täglich 0,5 g Glycin sublingual [Hecht 2010] appliziert. Des Weiteren erhielt er eine Kombination von Siliziummineralien (Zeolith) Magnesium (300 mg) und Vitamin C, täglich appliziert. Außerdem trank er täglich 1-1,5 Liter SiO_2-haltiges Thermalwasser. Täglich wurden klassische Massagen und Pneumatische Pulsierende Therapie (PPT) im Nacken-Schulterbereich angewendet. Eine Korrektur seines Kopfkissens wurde vorgenommen. Vom 3. Kurtag an begann sich der Patient in das Kurprogramm einzutakten. Am 7. Kurtag wanderte er bereits 5 km und am 14. Kurtag 10 km. Zur gleichen Zeit hatte sich das Schlafprofil bis auf einen ausgeprägten REM-Überschuss (39 % vom Gesamtschlaf) normalisiert. Der REM-Schlafüberschuss stellt eine normale Reaktion dar, weil der vorausgegangene Verlust vom Gehirn nachgeholt wird.

Der systolische Blutdruck wurde zwischen 100 und 105 mmHg gemessen. Die depressive Symptomatik einschließlich der untersuchten Begleitsymptomatik des niedrigen Blutdrucks hatte sich nahezu völlig zurückgebildet. Der HADS-Depressionswert betrug 3 Punkte (normal). Nach drei Wochen Asklepioskur verließ dieser Patient mit normalen Befunden und völlig reduzierter depressiver Symptomatik das Kurzentrum. In der nach 12 Monaten erfolgten Wiedervorstellung im Kurzentrum zeigte sich der Patient ohne depressive Symptomatik. HADS-Werte 3. Sein Schlafprofil war normal. Er wanderte im vergangenen Jahr täglich bis zu 10 km. Sein systolischer Ruheblutdruck befand sich im Bereich 100 mmHg. Der Patient berichtete, dass er keine Antihypertensiva und Antidepressiva mehreingenommen hatte und dass er sich ohne Medikamente sehr wohl fühle. Das tägliche Wandern gehöre seitdem zu seiner normalen Lebensweise.

Den positiven Einfluss der körperlichen Aktivität, die täglich mindestens für die Dauer von einer Stunde realisiert wurde, war bei den verschiedensten Krebsformen zu beobachten. Größtenteils waren es Patienten mit Prostata-, Brustkrebs sowie mit Darmtumoren. Servan-Schreiber [2008] berichtet von einem 39-jährigen Marathonläufer, der ein metastasierendes Lungenkarzinom hatte und eine Lebensprognose von maximal zwei Jahren. Nach operativer Entfernung eines Lungenflügels und einer Chemotherapie begann er wieder zu laufen. Zunächst schaffte er nur 200 m, dann steigerte er sich und konnte nach einiger Zeit wieder Halbmarathon laufen. Sieben Jahre nach der Diagnose lebte er noch immer. In diesem Zusammenhang möchte ich an den Radrennfahrer Lance Armstrong erinnern, der nach Hodenkrebs mit Metastasen in der Lunge und im Gehirn sieben Mal hintereinander die „Tour de France" gewann. Er fuhr sogar während der sehr belastenden Zeit der Krebstherapie täglich 0,5-2 h Rad.

Abbildung 67: Streckgymnastik vor der Wanderung lockert die Muskeln

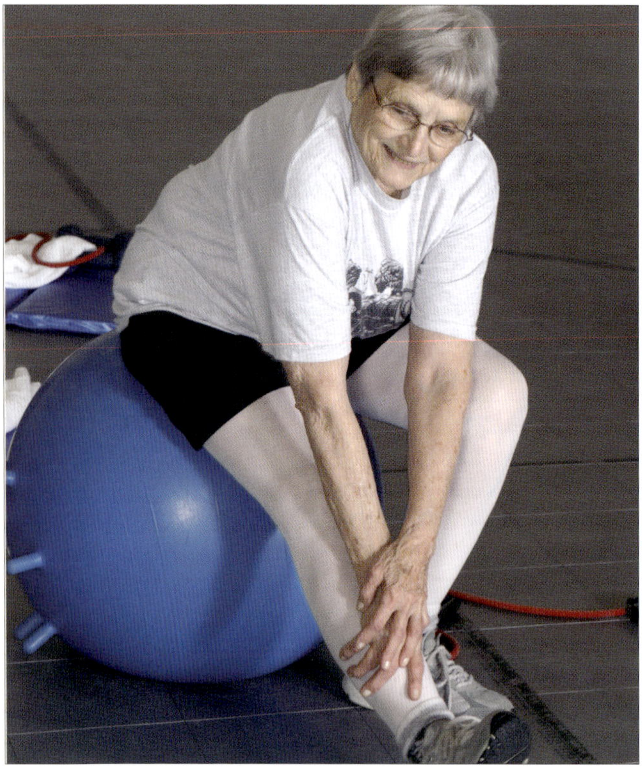

Das Immunsystem kann durch Körperbewegung gestärkt werden. Heute ist bekannt, dass sich eingeschränkte physische Aktivität negativ auf das Immunsystem auswirkt und z. B. die Natur-(NK)-Zellen-Aktivität vermindert [Cover und Irvin 1994].

Umgekehrt wurde festgestellt, dass die NK-Zellen-Aktivität und eine Plasmakonzentration von IL-1 und Interferon nach sportlichen Übungen erhöht sein kann.

Andere Untersuchungen zeigen, dass durch Bewegung (vor allem Joggen, Wandern, Nordic Walking, Schwimmen, Rudern und Tanzen) folgendes bewirkt wird:

- Stärken der Muskelkraft
- Verbessern der Durchblutung aller Gewebe
- Verhindern von Stoffwechselstörungen, vor allem Adipositas und Diabetes mellitus
- Regulieren des Herz-Kreislaufsystems
- Regulieren des Stress-Relaxationssystems
- Verbessern des Schlafs
- Beschleunigung von Heilungsprozessen
- Stimulierung und Regulierung von Hirnprozessen
- Neubildung von Nervenzellen bei jungen und alten Menschen
- Schutz gegen Alzheimer Krankheit

[Rüegg 2011]

Durch Stimulierung der Neurotransmitterproduktion) werden

→ Dopamin (Intelligenzhormon)
→ Endorphine (Glücks-, schmerzstillendes und Beruhigungshormon)
→ Glyzin (Beruhigungs- und schlafregulierendes Hormon) aktiviert.

[Rüegg 2011]

Bewegung ordnet die biologischen Rhythmen des Individuums durch Koordination von Schrittrhythmus und Atemrhythmus und stärkt die Harmonie von Körper, Geist und Seele.

Körperbewegung, Joggen, Wandern, Nordic Walking, Tanzen stärken das psychische und psychosoziale Gesundsein. Wissenschaftliche Untersuchungen ergaben

- Rhythmisierung der Hirnfunktion
- Verbesserung der Kreativität, des Gedächtnisses und der Denkleistung
- Stimulierung positiver Emotionen und psychosozialer Beziehungen

[Bartmann 2005]

Sport bewirkt:

- Entwicklung des optimistischen Persönlichkeitstyps
- Steigerung des Selbstwertgefühls und Selbstbewusstseins
- Verbesserung der Körperwahrnehmung
- Entlastung von Alltagssorgen
- Stimulierung positiver Gefühle

Zu meiner Lebensweise gehört täglich morgens und abends mindestens eine Stunde Nordic Walking und zwar im Wald. Das ist besonders günstig. Diese Sportart möchte ich allen älteren Menschen empfehlen.

Abbildung 68:
Beim Tanz werden verjüngende Wohlfühlhormone stimuliert

Abbildung 69:
Das Spielen mit Hunden und Katzen bewegt Körper und Seele

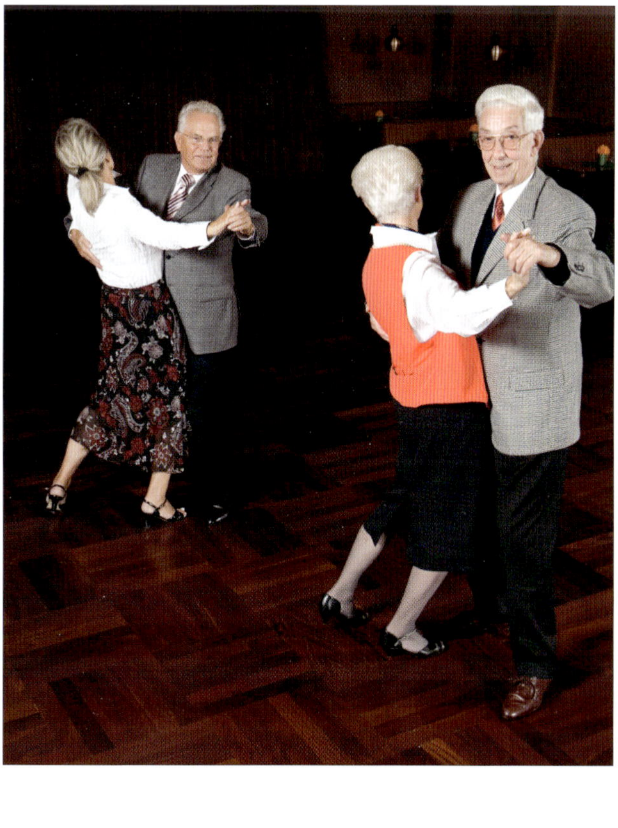

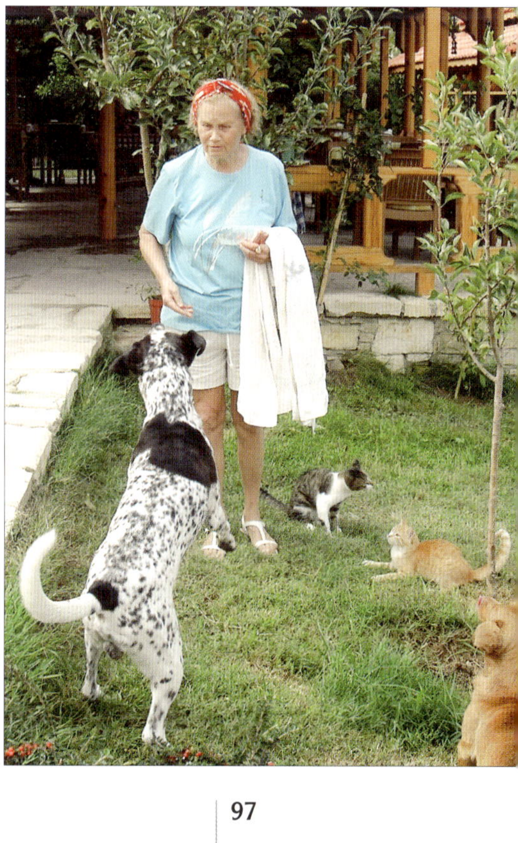

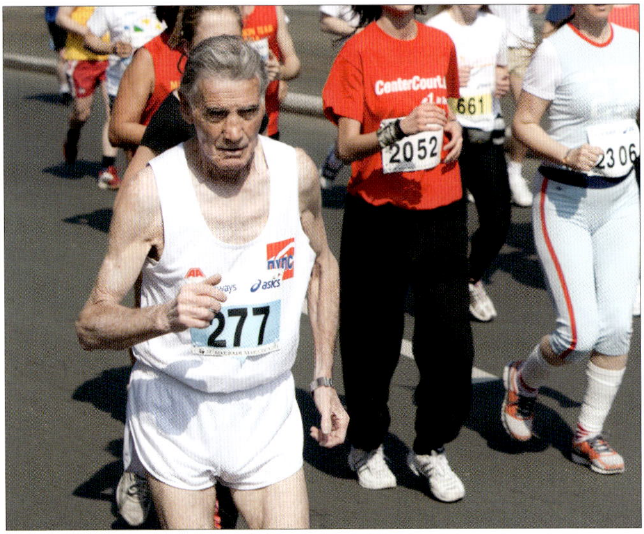

Abbildung 70: Mit 82 Jahren noch beim Marathonlauf am 17.04.2011 in Belgrad [Foto UrosK]

Nordic Walking gibt

1. größere Sicherheit beim Gehen durch die Stöcke.
2. eine bessere Durchblutung des ganzen Körpers und somit eine Verbesserung der Sauerstoffaufnahme im Blut.
3. die Möglichkeit, die Rhythmisierung der Körperprozesse zu gewährleisten, vor allem die Koordination von Atem-, Armbewegungs- und Schrittrhythmus.
4. Verbesserung der Wirbelsäulenhaltung, besonders die der Halswirbelsäule. Zahlreiche Patienten mit Halswirbelsäulenbeschwerden, denen ich Nordic Walking empfohlen habe, waren nach etwa sechs Monaten täglicher Realisierung von einer Stunde Nordic Walking beschwerdefrei.

Motto für die Motivation zur körperlichen Bewegung: Sich selbst bekämpfen ist der schönste Kampf. Sich selbst besiegen ist der schönste Sieg

Der Bewegungsmangel und seine Auswirkungen wurden tiefgründig durch die Weltraummedizin studiert [Grigorjev und Hecht 2001]. Die Untersuchungen des Bewegungsmangels (Hypokinese) in der Auswirkung auf die Gesundheit, wurden als Modell der Simulierung der Schwerelosigkeit auf der Erde in Vorbereitung bemannter Weltraumflüge vielfältig untersucht [Grigorjev und Hecht 2001]. Zu diesem Zweck unterlagen gesunde männliche Versuchspersonen 10-120 Tage strenger Bettruhe. Bereits nach zwei Wochen wurden folgende gesundheitliche Störungen festgestellt:

- Muskelatrophie (Muskelschwund)
- Anzeichen von Osteoporose
- Schlafstörungen
- Herzmuskelveränderung (EKG)
- Abnahme der Gedächtnisleistung
- Schwächung des Immunsystems
- Verlust der Elektrolyte (Mineralien)
- Störung der Schilddrüsenfunktion
- Anstieg der Stresshormone

Grundprinzipien bei Ausdauersport

1. **Atme rhythmisch und koordiniere den Atemrhythmus mit dem Schrittrhythmus.**
2. **Überfordere Dich nicht, beginne langsam auf kurzen Strecken und steigere von Tag zu Tag.**
3. **Lass Dich nicht überfordern. Bewahre Deinen eigenen Schrittrhythmus wenn Du in der Gruppe läufst.**
4. **Relaxiere nach jedem Ausdauersport.**

Die ersten diesbezüglichen Ergebnisse der Weltraummedizin, die Mitte des vergangenen Jahrhunderts in die Öffentlichkeit kamen, gaben Anlass zu einer Revolution in der Medizin: Die Mobilisierung Frischoperierter oder frisch entbundener Frauen wurde eingeführt. Bis zu dieser Zeit (so hatte ich es noch als Student gelernt) war bei den meisten Erkrankungen Therapie Nr. 1: „strenge Bettruhe“. Heute wissen wir, dass die Bewegungstherapie bzw. Physiotherapie einen wichtigen Platz in den chirurgischen Disziplinen einnimmt.

Was ist zu tun um jung und gesund zu sein? Körperbewegung: regelmäßig, richtig und fröhlich. Der Krankheit immer davon laufen. Das kann ich aus eigener Erfahrung bestätigen.

Sie sind nicht krank, sie sind durstig.

Das ist der Titel eines Buchs des iranischen Arztes F. Batmanghelidj.

Der menschliche Körper besteht zu etwa 75 % aus Wasser und zu etwa 25 % aus festen Stoffen. Das Gehirn des Menschen ist ein Organ aus 86 % Wasser. Es ist sehr empfindlich gegen Wassermangel. Untersuchungen und praktische Erfahrungen zeigen, dass älter werdende Menschen zu wenig trinken. Das führt zur „Austrocknung“ der Zellen, wodurch der Regulationsstarre und dem biologischen Alterungsprozess der extrazellulären Matrix Vorschub geleistet wird. Wichtig ist dabei aber noch zu wissen, dass nicht jede Flüssigkeit Gutes im menschlichen Körper bewirkt. Cola und andere Limonaden sowie Kaffee sind nicht unbedingt empfehlenswert. Auf jeden Fall ist Wasser das beste Getränk. Wasser gilt mindestens seit der Antike als ein effektives Heilmittel gegen viele Erkrankungen.

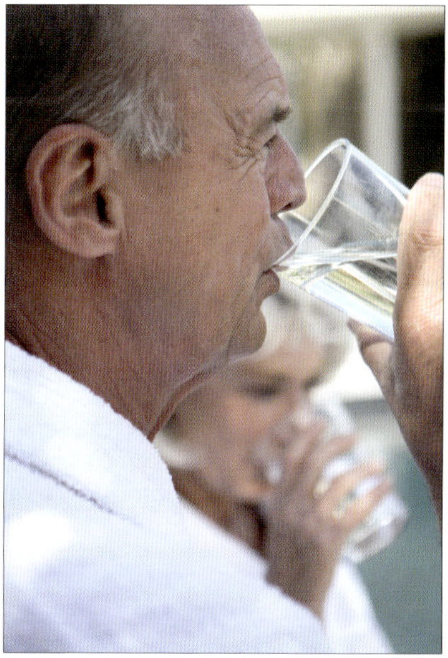

Abbildung 71: Auch ohne Durstgefühl tagsüber jede Stunde ein Glas Wasser trinken

Hippokrates (~ 470 v. Chr.) verordnete im Rahmen von Asklepioskuren Wasser zur Senkung von Fieber. Was ist Wasser?

- Wasser ist eine Elektrolytflüssigkeit
- Wasser ist keine neutrale Flüssigkeit
- Ionenzusammensetzung des Wassers ist sehr unterschiedlich
- Wasser ist eine lebende Natursubstanz
- Wasser ist ein heilender Wirkstoff ohne unerwünschte Nebenwirkungen

Abbildung 72: Wasser ist keine neutrale Flüssigkeit: Kristallisierte Wassertropfen aus verschiedenen Quellen mit charakteristischer Struktur für das jeweilige Gewässer [Kröplin 2001]

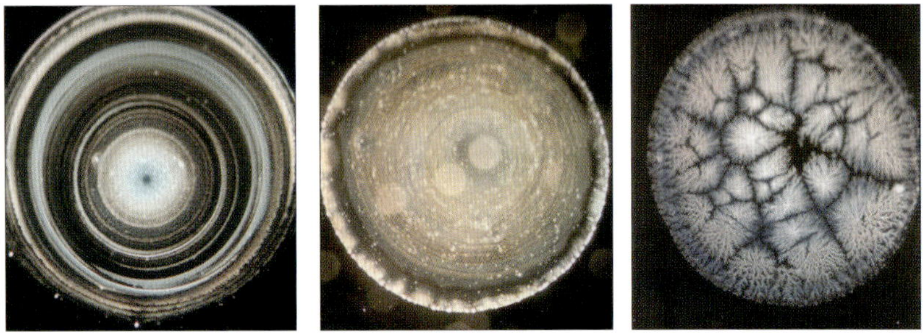

Bodensee-Wasser | Brunnen in Rothenburg | Brunnen im Elsass

Wasser ist ein außergewöhnliches Element mit Heilkraft

H_2O		
fest	flüssig	gasförmig
kühlen	baden, trinken	inhalieren

Der Wasserhaushalt und seine Regulation sind lebenswichtig. Vor allem gibt es ein Zusammenspiel zwischen Körperflüssigkeit und Elektrolyten. Wasser ist für die Transmitterproduktion erforderlich. Auch für die Säure-Basen-Balance und die Osmose ist Wasser ganz wichtig.

Im menschlichen Körper spielen zwei „funktionelle Arten“ von Wasser eine Rolle.

1. Das aktive Wasser. Dabei ist intrazelluläres und extrazelluläres Wasser vorhanden. Die Wasserzufuhr in die Zelle spielt sich an der Zellmembran ab, die semipermeabel (halbdurchlässig) ist.
2. Freies Wasser als Reserve für neue biochemische Reaktionen innerhalb und außerhalb der Zelle. Dieses befindet sich vor allem in der extrazellulären Matrix (flüssiges Bindegewebe).

Bei Wassermangel also wenn zu wenig getrunken wird, werden

- 60 % des intrazellulären Wassers
- 20 % des extrazellulären und
- 8 % Wasser aus der Blutflüssigkeit aufgebraucht. Infolgedessen verdursten die Zellen. Sie nehmen Trockenpflaumen-Struktur an. Daraus entwickeln sich Entzündungen und chronische Erkrankungen [Batmanghelidj 2006, 2005, 2004].

In diesem Zusammenhang sind noch zwei Begriffe wichtig.

1. Hydratation = Anreichern des Gewebes des menschlichen Körpers mit H_2O
2. Dehydratation = Austrocknen des menschlichen Körpers durch mangelnde Zufuhr von H_2O → Verdursten

Nun haben die wissenschaftlichen Arbeiten des Iranischen Arztes F. Batmanghelidj [2006, 2005, 2004] in den letzten Jahren großes Aufsehen erregt. Von sechs seiner Bücher, die auch in deutscher Sprache erschienen sind, trägt das erste den Titel „Sie sind nicht krank, sie sind durstig". Um diesen Titel und die Konzeption von Dr. Batmanghelidj zu verstehen, muss man seine Geschichte (Biografie) kennen.

Er ist 1931 in Teheran geboren, studierte an der Elite-Universität in Edinburgh (England) und verfasste seine Doktorarbeit unter Anleitung des Entdeckers des Penicillins, Nobelpreisträger Sir Alexander Fleming (1881-1955). 1979 gründete er in Teheran ein Medizinisches Zentrum für Familien. Im gleichen Jahr war die Revolution im Iran. Er sollte, weil er Mitglied einer wohlhabenden Familie war, zum Tode verurteilt werden und wurde in das Massengefängnis Evin (mehrere 1.000 Häftlinge) gebracht.

Eines Nachts schrie und krümmte sich ein Häftling, weil er unerträgliche Magenschmerzen hatte. Dr. Batmanghelidj wurde als Arzt gerufen. Er war der einzige Arzt. Da er keine Medikamente hatte, gab er dem Häftling ein Glas Wasser. Ergebnis: Die Schmerzen ließen nach. Dann gab er nach einer halben Stunde ein zweites Glas Wasser und der Häftling war schmerzfrei. In den folgenden Tagen kamen viele Häftlinge mit Schmerzen, vor allem mit Magenschmerzen zu Batmanghelidj und er konnte ihr Leiden immer mit Wasser beseitigen. Da er bei Nobelpreisträger Sir Alexander Fleming promoviert und eine gute wissenschaftliche Schulung hatte, packte ihn der Forscherdrang. Er protokollierte jede seiner Wasser-Behandlungen. Nach einigen Monaten hatte er so viele Daten gewonnen, dass er sie zu einer wissenschaftlichen Arbeit zusammenfassen konnte. Er übergab dem Richter, der seine Todesstrafe bestätigen sollte, diese Arbeit mit den Worten „Ich habe hier eine einzigartige Entdeckung gemacht, die Behandlung von Magengeschwüren mit Wasser. Wenn Sie mich auch erschießen, dann soll aber die Welt von dieser Entdeckung erfahren und auch davon, welche wissenschaftlichen Entdeckungen im Iran möglich sind." Seine Todesstrafe wurde in eine Gefängnisstrafe umgewandelt. Der Artikel mit diesen Forschungsergebnissen wurde 1982 im „Iranian Medical Council Journal" veröffentlicht. Innerhalb von 31 Monaten seiner Gefangenschaft behandelte er durch Wasserapplikation über 3.000 Patienten mit Magenschmerzen, im „größten Stresslabor der Welt", wie er formulierte. Er sollte vorzeitig entlassen werden, arbeitete aber vier Monate weiter im Gefängnis, um seine wissenschaftlichen Untersuchungen abzuschließen.

Nach seiner Entlassung aus dem Gefängnis 1982 begab er sich in die USA und führte dort seine Untersuchungen weiter, die ihn weltberühmt machten. Er konnte nachweisen, dass viele Erkrankungen mit auf die Dehydratation der Zellen zurückzuführen sind, weil viele Menschen zu wenig trinken oder zu wenig Wasser und dafür unphysiologisch wirkende Getränke. Die Dehydratation der Zellen führt zu Entzündungen, zu Schmerzen und zur Degeneration der Gewebe. Batmanghelidj beobachtete, dass das Durstgefühl mit zunehmendem Alter nachlässt und wenn ein älterer Mensch Durst verspürt, die Dehydratation der Zellen bereits im vollen Gange ist. Regelmäßiges Wassertrinken (ich empfehle und praktiziere es auch selbst, jede Stunde tagsüber ein Glas Wasser) ist besonders im Alter sehr wichtig.

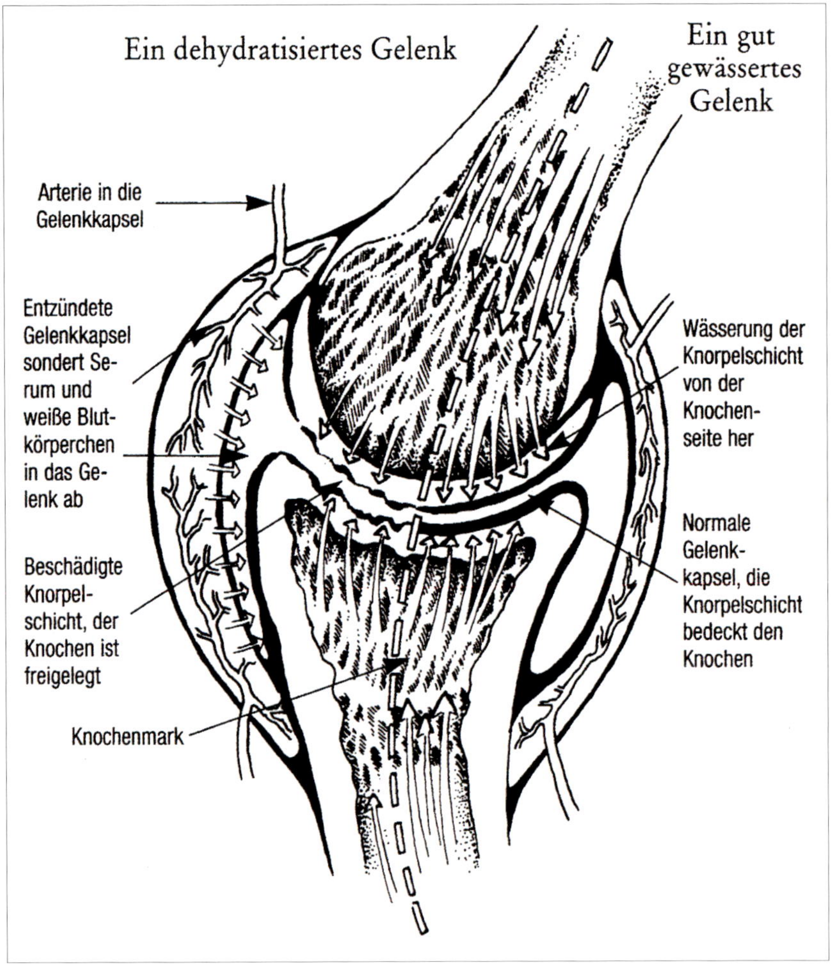

Abbildung 73: Ein gut gewässertes und ein dehydratisiertes Gelenk – ein Vergleich [Batmanghelidj 2004]

In Abbildung 73 ist die Dehydratation infolge Wassermangels im Kniegelenk dargestellt, wodurch es zu Degeneration des Knorpelgewebes und zu Schmerzen kommt.

In Abbildung 74 wird die Dehydratation in der Magenschleimhaut demonstriert. Infolge von Wassermangel wird die Salzsäurekonzentration im Magen erhöht. Das führt zu Entzündungen und zur Degeneration der Magenschleimhaut, also zu Magengeschwüren (Bakterien setzen sich in den Magen- und Darmgeschwüren erst später fest.)

Ich selbst habe viele Patienten mit starkem Sodbrennen und starkem Reflux mit Wasser (jede Stunde ein Glas Wasser tagsüber) von ihrem Leiden befreien können. Wasser ist ein gutes Heilmittel ohne unerwünschte Nebenwirkungen.

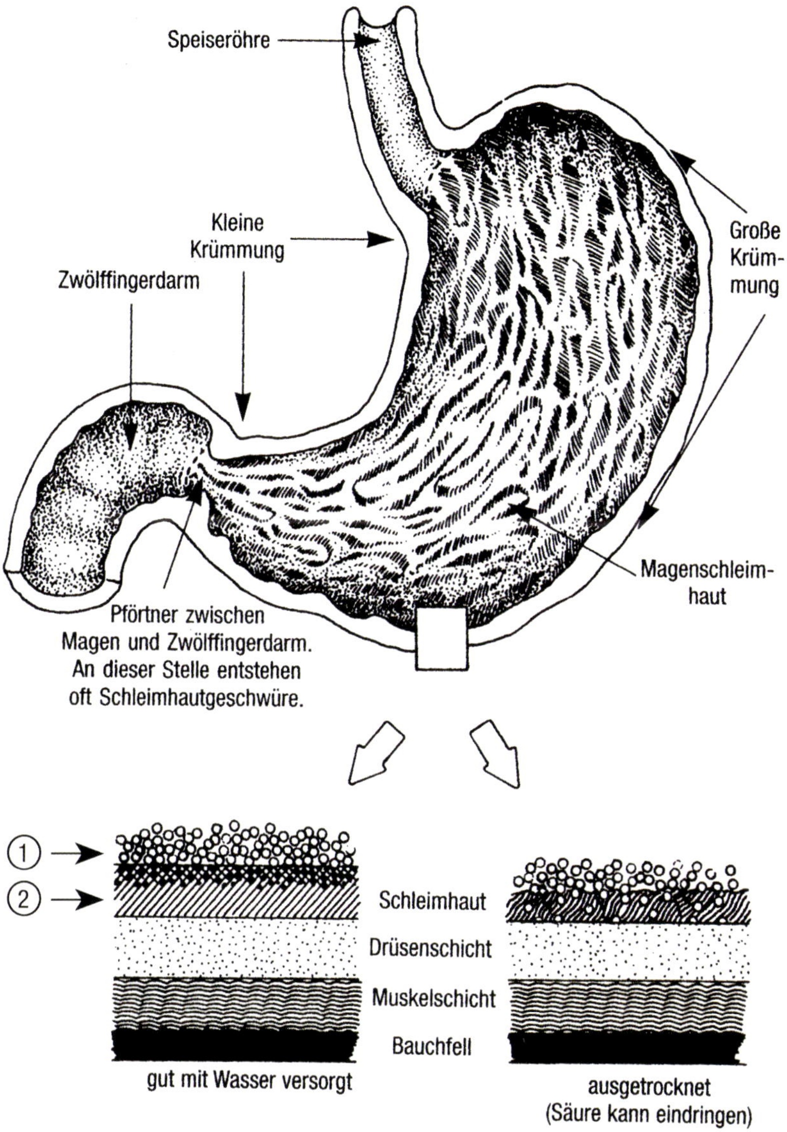

1) Säure und Nahrung

2) Bikarbonat-Einlagerungen in der Schleimhaut verhindern, dass Säure eindringt

Abbildung 74: Dehydratation im Magen und Zwölffingerdarm

[Batmanghelidj 2004]

Wir fressen uns zu Tode

Diese Überschrift habe ich dem Titel eines Buchs der russischen Ärztin Dr. Galina Schatalova entliehen. Sie hat jahrelang die russischen Kosmonauten medizinisch mit betreut und auch Mitglieder von Extremexpeditionen. 1990, damals 74 Jahre alt, unternahm sie mit den von ihr medizinisch betreuten Personen einen 500 km Fußmarsch durch die Wüste Karakum in Usbekistan. An jedem Tag wurden 70-72 km zurückgelegt. Die Gruppe der 40 Supermarathonläufer wurde geteilt: ca. die Hälfte wurde mit „normalen Ernährungsprinzipien" verpflegt: pro Tag 6.000 Kilokalorien, 190 g Eiweiß, 200 g Fett, 900 g Kohlenhydrate. Diese Nahrung bestand aus Nudeln, verschiedenen Arten Fleisch und Süßigkeiten. Die zweite Gruppe, speziell von Dr. Galina Schatalova betreut, erhielt pro Tag 1.200 Kilokalorien, 28 g Eiweiß, 25 g Fett und 180 g Kohlenhydrate. Die Nahrung bestand aus Rüben und Rübenkonzentrat, frischem Grün, Obst, Gemüse und Getreidekörnern (kein Fleisch, kein Fisch, keine Milchprodukte).

Die entsprechenden Gesundheits-Checks ergaben nach der Expedition, dass sich die nach den Prinzipien von Dr. Schatalova ernährten Sportler als widerstandsfähiger und robuster gegenüber den Strapazen des Wüstenmarschs erwiesen, als die nach üblichen sportwissenschaftlichen Prinzipien ernährten Marathonläufer.

Die Konzeption von Dr. Schatalova [2002] wird in ihrem Buch „Wir fressen uns zu Tode" wie folgt vorgestellt: „Inspiriert von der hippokratischen Feststellung, dass unsere Lebensmittel unsere Heilmittel und unsere Heilmittel unsere Lebensmittel sein sollen, hat die russische Ärztin Galina Schatalova ein Konzept der natürlichen Gesundung entwickelt. Sie ist überzeugt, dass der Mensch bei artgerechter Ernährung ein Lebensalter von 150 Jahren erreichen kann. Ihrer Darlegung zufolge ist der menschliche Organismus ausschließlich auf pflanzliche Nahrungsmittel festgelegt und benötigt zur Erhaltung des Grundstoffwechsels nicht mehr als 250 bis 400 Kalorien täglicher Nahrungszufuhr. Alles, was wir zu viel essen, belastet den Körper, muss von ihm „entsorgt" werden und das kostet ein Übermaß an Energieaufwand (nach dem Essen verspüren wir Verdauungsmüdigkeit, die nicht normal ist). Infolge dessen reduziert der Mensch seine „normale Lebensdauer" von 150 Jahren häufig um die Hälfte."

Wenn wir uns die Leistung des Verdauungssystems einmal ansehen, werden wir verstehen wie Galina Schatalowa zu ihrer Konzeption kam.

Leistung des Verdauungssystems

In 75 Lebensjahren bei nicht üppiger Nahrungsaufnahme müssen

– 30 Tonnen Nahrung
– 50.000 Liter Flüssigkeit

vom Verdauungssystem bewältigt werden. Bei Völlerei mehr. Dazu ist eine intelligente Leistung des Verdauungssystems erforderlich: Millionen verschiedener chemischer

Substanzen müssen in nützliche und schädliche bzw. giftige Stoffe differenziert werden. Giftige Stoffe lösen z. B. Erbrechen aus, wie beim Alkohol. Deshalb hat unser Darm ein eigenes Nervensystem, das so genannte Bauchgehirn. Es umfasst 100 Millionen Nervenzellen. Im Vergleich: das Kopfgehirn hat 100 Milliarden Nervenzellen. Kopf- und Darmgehirn stehen in ständigem Dialog. Deshalb ist es uns auch möglich, aus dem Bauch heraus zu entscheiden. Wir nennen das Intuition. Wenn wir den „Bauch" mit Völlerei überfordern, dann stören wir auch die Funktionen des Kopfgehirns. Wenn der Bauch voll ist, wird der Kopf (Gehirn) müde. Nachts kann man mit vollem Bauch nur schlecht schlafen.

Dr. Schatalowa betrachtet die Ernährungsfunktion nicht isoliert für sich, wie das ansonsten üblich ist, sondern sie sieht richtig und naturgemäß die Hirnleistung, die Atmung, die Bewegung, die Abhärtung mit der Ernährungsfunktion als eine Einheit.

Offensichtlich hatte die wohlhabende Menschheit mit dem Essen schon immer Probleme. Das zeigen die beiden nachfolgenden Zitate.

„Die meisten Menschen essen zu viel. Von einem Viertel dessen, was sie verdienen leben sie, von den restlichen Dreiviertel leben ihre Ärzte." [Altägyptisches Papyros 5.700 v. Chr.]

„Es ist der Bauch, für dessen Befriedigung ein großer Teil der Menschen arbeitet und der die meisten Leiden für die Menschheit bringt." [Römischer Schriftsteller Gaius Plinus, 23-79 n. Chr.]

Hunger ist aber noch schlimmer als Völlerei. Wenn die Vernunft der Menschheit siegen und eine gerechte Verteilung der Nahrung auf unserem Erdball stattfinden würde, bräuchte niemand zu hungern und niemand Bauchleiden zu haben.

Noch eine wichtige Bemerkung. Bereiten Sie niemals Ihre Nahrung in einem Mikrowellenofen zu. Damit wird der Nährwert der Nahrungsmittel zerstört, woraus sich Erkrankungen des Verdauungsorgans herausbilden können.

Nachtrag

Im Juni 2011 traf ich in Moskau einen Journalisten, der wenige Tage zuvor mit Dr. Galina Schatalova ein Interview durchgeführt hatte. Er berichtete, dass die nun 95-jährige geistig und körperlich fit ist. Sie ist noch wissenschaftlich aktiv, hält Vorlesungen und Vorträge. Alterserscheinungen konnte der Journalist nicht bei ihr feststellen.

Abbildung 75: Auch im Alter sollten frisches Obst und Gemüse ganz oben auf der Einkaufsliste stehen

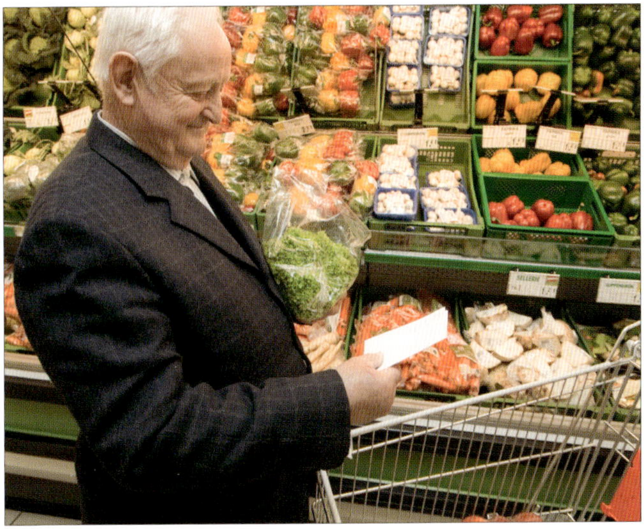

Alkohol und Tabak – Krankmacher und Lebensverkürzer

Laut Bericht des Deutschen Ärzteblatts vom 06.05.2011 [108/18, S. 808] hat jeder fünfte Deutsche Alkoholprobleme. Das sind zirka 16 Millionen Menschen und zum Teil vorprogrammierte Pflegefälle. Die Anzahl der Alkoholvergiftungen ist von 2000 bis 2009 um 112 % gestiegen. Bei den 20-25 jährigen war ein Anstieg von 194 % und bei den Senioren von 181 % zu verzeichnen.

In Deutschland soll es jählich 73.000 Todesfälle durch alkoholbezogene Gesundheitsstörungen geben. Eine traurige Bilanz. Aus dem Land der Dichter und Denker ist ein Land der Säufer geworden? Es ist an der Zeit, die Umkehr einzuleiten. Bei jedem Glas alkoholischen Getränks gehen Nervenzellen kaputt. Das Suchtpotential wird erhöht, wenn eine Kombination von Alkoholgenuss und Einnahme von Schlaf-,

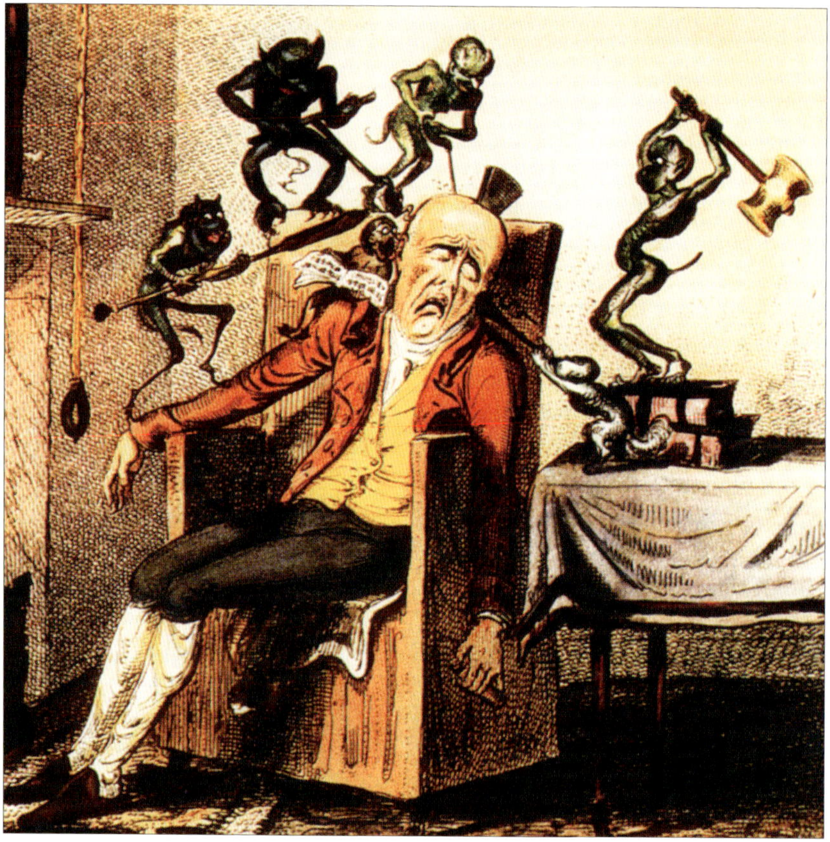

Abbildung 76: So sieht der britische Karikaturist George Cruikshank (1792-1878) Kopfschmerzen nach einem Alkoholrausch [Kraus et al. 1992]

Schmerz- und Beruhigungsmitteln erfolgt. Es ist eigentlich eine Unsitte, dass zu festlichen Angelegenheiten mit alkoholischen Getränken auf die Gesundheit angestoßen wird. In dem Natur-Kurzentrum NaturMed in der Türkei habe ich angeregt, dass wir bei der Jahreswechselfeier um Mitternacht mit Mineralwasser anstoßen und uns ein gesundes Neues Jahr wünschen. Alle haben das akzeptiert.

Tabakprodukte sind gesundheitsschädigende Drogen und nicht nur für die Raucher, sondern auch für die unfreiwilligen Mitraucher. Die Europäische Kommission wird demnächst eine überarbeitete Tabakrichtlinie vorlegen. Diese neuen Vorschriften sollen den Tabakkonsum eindämmen [Deutsches Ärzteblatt 108/18 vom 06.05.2011].

30 % aller Europäer rauchen. Bei jungen Erwachsenen sind es 35 %. Die EU-Kommission beziffert die Todesfälle durch direkten und indirekten Tabakkonsum auf jährlich 650.000. Nach Angaben des Deutschen Krebsforschungszentrums soll es in Deutschland jährlich 110.000 Todesfälle durch Tabakgenuss geben.

Rauchen beschleunigt den Alterungsprozess! Die Angabe einer Suchthotline auf den Zigarettenschachteln soll den Rauchern den Ausstieg aus der Abhängigkeit erleichtern.

Es ist an der Zeit, dass in Deutschland das Rauchverbot konsequent realisiert wird. Immerhin haben die Nichtraucher eine Zweidrittelmehrheit und diese sollten nicht durch eine Minderheit in ihrer Lebensqualität und Gesundheit beeinträchtigt werden.

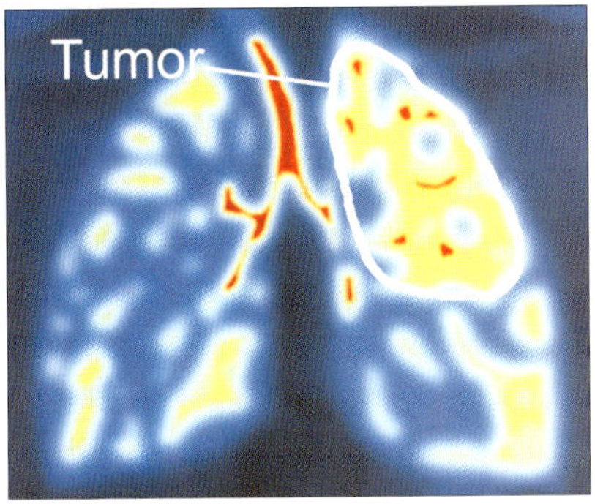

Abbildung 77:
Die bei einem langjährigen Raucher mit Tumor befallene Lunge.
80 % der nachgewiesenen Lungentumoren bei Männern und 70 % bei Frauen haben ihre Ursache in langjährigem Rauchen.
[Archive Hecht; Fletcher C. Br Med J 1977, S. 1645-1648]

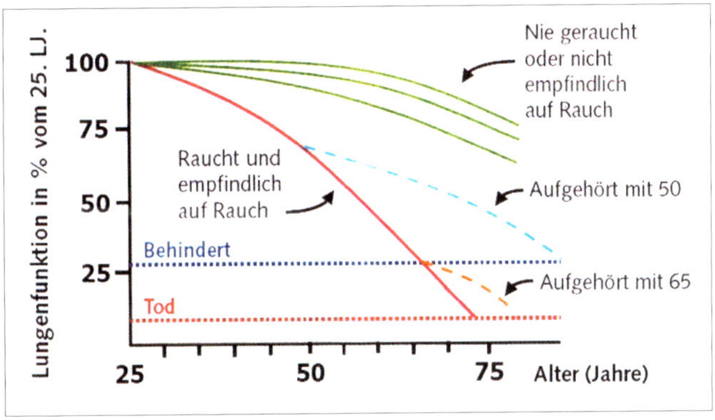

Abbildung 78:
Durch Rauchen erfährt die Lungenfunktion erhebliche Einschränkungen
[Archive Hecht]

Zum Abschluss noch eine Geschichte aus dem alten China: Ein Enkel fragt seinen Großvater: „Opa, ist Rauchen nützlich?“ Der Opa antwortet „Rauchen ist aus folgenden Gründen nützlich

1. Du wirst nicht alt, sondern jung sterben.
2. Niemals werden Diebe bei Dir einbrechen, weil Du nachts husten musst, wenn Du rauchst und davor erschrecken die Diebe.
3. Dir wird nie ein Mensch zu nahe kommen, weil Du nach dem Rauchen aus dem Mund wie aus einer Kloake stinkst.
4. Dich wird nie ein Hund beißen, weil Du bald am Stock gehen wirst. Denn: Nichts fürchten Hunde mehr als den Stock.

Welche Rolle spielen Medikament und Hormone im Alterungsprozess?

Der Wunsch mit einem „Mittelchen" (Arznei) das Leben zu verlängern oder die „ewige Jugend" zu erhalten, ist so alt wie die Menschheit. In der griechischen Mythologie ist Hebe die Tochter des Zeus und der Herra die Göttin der Jugend. Sie verabreichte „Ambrosia" als Götterspeise, die die ewige Jugend bringen sollte. Das Wort „ewig" ist vielleicht mehr auf das optimale Lebensalter des Menschen bezogen. Ambrosia soll ein Naturmittel, ein Gemisch von Bienenhonig und Mineralsalzen sein. Auch die Alchemisten des Mittelalters haben nichts unversucht gelassen, um „Verjüngungsmittel" zu brauen. Von Erfolgen kann man leider nichts erfahren.

Abbildung 79: Ewige Jugend durch die Götterspeise der Antike „Ambrosia": Honig und Mineralien. Heute ebenso wie in der Antike.

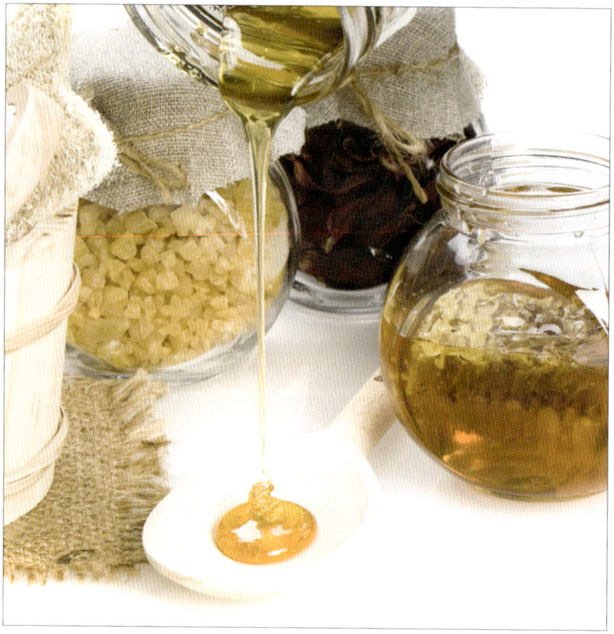

Gegenwärtig ist ein Massenangebot an „Mittelchen", z. B. die die Potenz steigern und Hormone, die die weibliche Jugend erhalten sollen auf dem Markt vorhanden. Vorsicht ist geboten!

Unter dem Aspekt, dass sich mit Hormonsubstitutionen (Zuführungen) z. B. die Klimaxbeschwerden besser bewältigen lassen, den Alterungsprozess hemmen und den Sex steigern können, u. a., wurden Hormontherapien seit Jahren durchgeführt.

Verantwortungsvolle Mediziner warnen vor dem Missbrauch der Hormontherapie, weil zugeführte Hormone beliebiger Art anders wirken können als die körpereigenen. Dieser Warnung möchte ich mich anschließen. Keine postklimakterische Hormontherapie.

In den Jahren 2002 und 2003 musste eine derartige WHO-Studie in den USA abgebrochen werden, weil das Gesundsein der untersuchten Frauen erheblich in Mitleidenschaft gezogen wurde. In England wurde festgestellt, dass bei ca. 20.000 Frauen die Hormontherapie Brustkrebs verursacht hatte [Übersicht: Koch 2003]

Nun gibt es noch die Medikamente, die Krankheiten heilen und somit ein verlängertes Leben erschließen sollen. Auch diese stehen unter Kritik. Sicherlich gibt es Fälle, bei denen sie unbedingt angebracht sind. Die Realität sieht aber anders aus. Die Deutschen nehmen jedes Jahr ungefähr

1,5 Milliarden Packungen der 40.000 zugelassenen Medikamente ein. Diese kosten mehr als 32 Milliarden Euro [Georg Salcher 2010]. Dabei wird kein geringer Teil dieser Medikamente von alten Menschen „verzehrt". Ich schreibe bewusst „verzehrt".

In Deutschland gibt es ca. 18.000 Apotheken und nur 15.000 Bäcker. Kein Bäcker bietet 40.000 Brotsorten an.

Wenn ich nachfolgend kritische Bemerkungen zu dem heutigen Medikamentenangebot mache, möchte ich darauf verweisen, dass ich auf Erfahrungen baue. In den ersten zehn Jahren meiner über 55 Jahre dauernden Arzt- und medizinisch-wissenschaftlichen Laufbahn habe ich mich mit psychotropen Pharmaka (auf die Psyche wirkende) und mit blutdrucksenkenden Wirkstoffen beschäftigt. Ich habe mich von diesen Forschungen zurückgezogen, weil ich nicht verantworten konnte, Menschen so etwas anzubieten.

Nun zu meinen kritischen Einschätzungen (die nicht wenige verantwortungsvolle Ärzte mit mir teilen).

1. Kein Arzt kann Krankheiten heilen. Krankheiten sind abstrakte Begriffe und Erscheinungen, die von Ärzten (also Menschen) produziert werden. Ein Arzt oder ein Medikament kann lediglich einen kranken Menschen heilen.

2. Die chemisch-medikamentöse Therapie ist auf die Beseitigung von Symptomen (Schmerzen, Schlaflosigkeit, hoher Blutdruck usw.) ausgerichtet, aber nicht auf die Heilung des ganzen Menschen. Die Medikamente sind spezifisch auf eine „Krankheit" (richtig: auf ein Symptom) ausgerichtet.

3. Es besteht heute seitens Experten Übereinstimmung, dass bei Erkrankten über 60 Jahre häufig Multimorbidität (mehrere Krankheiten; richtig: mehrere Symptome zugleich) vorliegen. Da die Medikamente spezifisch ausgerichtet sind, also auf je ein Symptom, wird für jedes Symptom ein spezifisches Medikament verabreicht. Das kann bei Multimorbidität nicht gut geheißen werden, weil der Mensch nicht die Summe seiner Einzelteile darstellt, sondern ein ganzheitliches System, ein biopsychisches Wesen ist. Es müssten wenn schon solche Medikamente für die Multimorbidität vorhanden sein.

4. Jedes Medikament hat verschiedene Wirkkomponenten

- spezifische Wirkung
- Placebo Wirkung (ca. 30 % Anteil)
- unerwünschte Nebenwirkungen
- unerwünschte Interaktionen von verschiedenen spezifischen Medikamenten, die gleichzeitig appliziert werden
- unerwünschte Interaktionen mit Nahrungsmitteln
- geschlechterabhängige Effekte
- altersabhängige Effekte

Selbst die am besten befähigten und erfahrensten Ärzte haben Mühe, bei der so genannten Multimorbidität älterer Patienten die Übersicht zu behalten und von den 40.000 angebotenen das richtige Medikament heraus zu finden.

Tabelle 1: Fehlmedikation bei alten Patienten
(modifiziert von Hecht nach Köppel 2003; Hecht 2005)

Medikation	70-84-jährige		85 Jahre und älter	
	Männer	Frauen	Männer	Frauen
Untermedikation	9,3 %	10,9 %	17,8 %	17,1 %
Übermedikation	15,5 %	12,4 %	20,9 %	15,5 %
Fehlmedikation	19,4 %	17,8 %	10,9 %	20,9 %
Richtige Medikation	55,8 %	58,9 %	50,4 %	46,5 %
Mindestens 5 Befunde unerwünschte Nebenwirkungen bei einem Patienten	15,5 %	22,5 %	31,0 %	30,2 %
Multimedikation > 5 Medikamente	34,1 %	39,5 %	42,6 %	35,7 %

Infolgedessen kommt es zu falschen Medikationen. Das brachte die Berliner Altersstudie [Köppel 2003] überzeugend hervor, wie aus Tabelle 1 hervorgeht.

Derartige Erkenntnisse haben dazu geführt international PIM-Listen (potential inadäquate (nicht geeignet) Medikation) für ältere Menschen aufzustellen, um eine **Arzneimittelsicherheit** für den älteren Patienten anzustreben. Für Deutschland wurde die sogenannte „Priscus-Liste" für potenziell inadäquate Medikationen für ältere Menschen, unter der Leitung von Frau Professor Dr. med. Petra Thurmann vom Lehrstuhl für Klinische Pharmakologie der Universität Witten (Herdecke) erarbeitet. Das Projekt wurde vom Bundesministerium für Bildung und Forschung (BMBF) gefördert. Diese Priscus-Liste enthält 83 Arzneistoffe aus 18 Arzneistoffklassen, die potentiell inadäquat, also völlig ungeeignet für ältere Menschen sind.

Wenn Sie ständig diese Medikamente einnehmen und älter als 60 Jahre sind, werden Sie sicherlich geschockt sein.

Die Priscus-Liste wurde im Deutschen Ärzteblatt 107 [2010, S. 543-551] publiziert und ist abzurufen unter **http://priscus.net**. Von den 83 Arzneistoffen möchte ich nachfolgend einige Beispiele anführen, weil die Aufzählung aller diesem Buch nicht gerecht werden würde.

Auszug aus der Priscus-Liste:

- **Analgetika** (schmerzlindernde Medikamente)
- Indometacin
- Acemetacin
- Ketoprofen
- Phenylbutazon
- Piroxicam
- Meloxicam
- Etoricoxib
- Phethidin
- **Antidepressiva** (gegen Depressionen)
- Amitriptylin
- Doxepin
- Imipramin
- Clomipramin
- Maprotilin
- Trimipramin
- Fluoxetin
- Tranylcypromin
- Doxazosin
- Prazosin
- **Antihypensiva** (blutdrucksenkende Mittel, Herz-Kreislauf-Mittel)
- Terazosin
- Methyldopa
- Clonidin
- Reserpin

In diesem Zusammenhang soll noch erwähnt werden, dass nicht wenige der Medikamente schlafstörende Wirkungen haben. **Da die Schlafqualität ein wesentlicher Faktor für ein gesundes, jugendliches Altern darstellt**, ist davon auszugehen, dass nicht wenige Medikamente indirekt über die induzierten Schlafstörungen gesundheitsbeeinträchtigend und lebensverkürzend wirken. Nachfolgend angeführte Liste entstammt dem Buch von den Professoren Dr. med. G. Hajak und Dr. med. E. Rüther „Insomnie", Springer Verlag, 1995.

Häufig angewendete Medikamente mit potentiell schlafstörender Wirkung

- Antibiotika
- Antidepressiva, aktivierende (z. B. MAO-Hemmer, Serotoninwiederaufnahmehemmer) gegen Depressionen
- Antihistaminika gegen Allergien, aber auch gegen Schlafstörungen
- Antihypertensiva (z. B. ß-Blocker, Kalziumantagonisten, ACE-Hemmer, Clonidin, Urapidil) gegen hohen Blutdruck
- Appetitzügler
- Atemwegspräparate (z. B. Theophyllin)
- Benzodiazepine (bei Hochdosisabhängigkeit), Schlafmittel
- Kortikosteroide, z. B. Cortison
- Diuretika (wasserabführend)
- Hypnotika mit kurzer Wirkdauer, Schlafmittel
- Neuroleptika (durch z. B. Dyskinesien, Parkinsonoid) gegen Psychosen
- Nootropika mit aktivierender Wirkung, gehirnstimulierende Mittel
- Schilddrüsenhormone
- Sympathomimetika (z. B. Kreislaufmittel)
- Zytostatika (Krebschemotherapie)

Nicht unerwähnt sollen Täuschungsmanöver von Pharmafirmen bleiben. Nachfolgend werden drei Beispiele angeführt.

Die Täuschung mit dem Rheumamittel Vioxx (z. B. Celecoxib, Valdexocib)

Diese Antirheuma- und Antiarthrosemittel hatten eine ungeheure Anzahl von Nebenwirkungen, die verschwiegen wurden (z. B. Herzinsuffizienz, zerebrovaskularer Insult (Schlaganfall), Magen- und Darmblutungen, Bluthochdruck usw.). Dieser Wirkstoff wurde dennoch im Jahr 2003 an 80 Millionen Patienten verabreicht. David Graham, Mitarbeiter der amerikanischen Zulassungsbehörde FDA gab an, dass Hochrechnungen ergaben, dass allein infolge der Einnahme dieses Mittels bei 88.000 bis 139.000 Patienten ein Herzinfarkt ausgelöst wurde. Der Umsatz mit diesen Mitteln betrug aber 2,5 Milliarden US-Dollar. Warnende Ärzte wurden nicht ernstgenommen [Stein 2005].

Ein Gericht in den USA verurteilte die Herstellerfirma Merck und Co zu einer Geldstrafe von 253 Millionen US-Dollar.

Antidepressivum Paroxetin und verheimlichte, unerwünschte Nebenwirkungen

Gegen den amerikanischen Pharmariesen GlaxoSmithKline wurde Anklage wegen Betrugs in den USA erhoben, „weil die Firma die Veröffentlichung von „ungeliebten" Studien zum Antidepressivum Paroxetin an Kindern und Jugendlichen verhindert haben soll". Der Wirkstoff Paroxetin (Handelsname Seroxait®) soll Studien zu folge, bei depressiven Kindern und Jugendlichen das Risiko von Selbsttötungsgedanken und Selbsttötungsversuchen erhöht haben [Koch 2004].

So wie ich jedem Menschen, der gesund bleiben möchte und ein gesundes Altern anstrebt, empfehle, Rauchen und Alkoholgenuss zu meiden, so empfehle ich in gleicher Weise äußerste Zurückhaltung bei Medikamenten. Dass Naturstoffe weniger schädlich und besser (zwar langsamer) wirken können, hat u. a. Georg Salcher in seinem Buch „Natur versus Chemie" ausführlich beschrieben.

Analgetika

Schmerzpflaster im Visier

US-Zulassungsbehörde untersucht 120 Todesfälle.

Die US-Arzneimittelbehörde FDA prüft, ob fentanylhaltige Hautpflaster, im Original von Johnson & Johnson und als Generikum von Mylan produziert, zum Tod von 120 Patienten geführt haben. Die Untersuchung soll klären, ob die Todesfälle auf eine unsachgemäße Anwendung oder auf Qualitätsmängel zurückzuführen sind.

Deutsches Ärzteblatt, Jg. 102/Heft 30, 29.07.2005

Mit Handy lebt man gefährlich und kürzer

Die in den letzten 10-15 Jahren weltweiten und flächendeckenden Telekommunikationen, Sendeanlagen, Radarstationen usw. haben sich zu einer großen Gefahr für die Gesundheit der Menschheit angehäuft. Spätestens seit 1932 wissen wir durch die Untersuchungen des deutschen Arztes Dr. Erwin Schliephake, dass Funkwellen Nervenerschöpfung, Schlafstörungen, chronische Tagesmüdigkeit und heftige Kopfschmerzen auslösen können.

Schon vor 40 Jahren wurde, auf Grund vorliegender Beweise und unter Druck von Ärzten und Wissenschaftlern in den USA, die Politik gezwungen, einen Regierungsreport zur Wirkung von EMF-Strahlungen von Experten erarbeiten zu lassen [Brodeur 1980].

Im Dezember 1971 lag in den USA der Regierungsreport mit dem Titel: **„Ein Programm zur Kontrolle der elektromagnetischen Umweltverseuchung" vor. Dieser wurde von neun Experten erstellt, die 1968 vom Präsidialbüro für Funk und Fernmeldewesen der USA (OTP Office of Telecommunications Police) berufen worden sind.**

Dieser Regierungsreport zeigt in einem bisher kaum bekannten Maße die Umweltgefährdung durch die wachsende Verbreitung der Anwendung der Mikrowellen in der technischen Kommunikation und in der Industrie auf. In diesem Bericht heißt es u. a.

„Die elektromagnetischen Strahlungen von Radar, Fernsehen, Fernmeldeeinrichtungen, Mikrowellenöfen, industriellen Wärmeprozessen, medizinischen Bestrahlungsgeräten und vielen anderen Quellen durchdringen die heutige Umwelt, im zivilen wie militärischen Bereich. ... Dass die Menschen jetzt einer Strahlungsart ausgesetzt waren, die in der Geschichte kein Gegenstück hat, bedeutet bis etwa zu Beginn des 2. Weltkriegs eine Gefahr, die man als relativ vernachlässigbar ansehen konnte."

„Wenn nicht in naher Zukunft angemessene Vorkehrungen und Kontrollen eingeführt werden, die auf einem grundsätzlichen Verständnis der biologischen Wirkungen elektromagnetischer Strahlungen basieren, wird die Menschheit in den kommenden Jahrzehnten in ein Zeitalter der Umweltverschmutzung durch Energie eintreten, welche mit der chemischen Umweltverschmutzung von heute vergleichbar ist. ... Die Folgen einer Unterschätzung oder Missachtung der biologischen Schädigungen, die infolge lang dauernder Strahlungsexposition auch bei geringer ständiger Strahleneinwirkung auftreten könnten, können für die Volksgesundheit einmal verheerend sein."

[zitiert bei Brodeur 1980]

Dieser Regierungsreport verschwand bald in der Versenkung. Dafür behaupten seitdem Politik, Industrie, Funkbetreiber und Militärs bis heute: diese Funkwellen verschiedener Quellen sind harmlos. Unabhängige Wissenschaftler und ihre handfesten Beweise der gesundheitsschädigenden Wirkung von elektromagnetischen Wellen (EMF) aller Art (Handy, schnurloses Telefon, Sendeanlagen, Mikrowellenöfen und andere) werden verschwiegen. Diese „Verharmloser" und „Entwarner" haben es relativ einfach, die Menschen zu belügen. Warum?

Erstens: Elektromagnetische Strahlung kann man nicht bewusst wahrnehmen. Sie kann man nicht sehen, nicht hören, nicht schmecken, nicht verspüren, aber sie wirkt.

Zweitens: Des Weiteren wirken die EMF-Strahlungen nicht momentan oder kurzfristig, sondern langfristig auf die Gesundheit. Bis sich gesundheitliche Schäden zeigen dauert es 5-30 Jahre.

Drittens wirken EMF-Strahlungen bei verschiedenen Menschen unterschiedlich. Manche sind hoch empfindlich, andere sind resistent und bleiben gesund.

Viertens, die Wirkungen auf den Menschen hängen von verschiedenen Faktoren ab, wie z. B. von denen in Tabelle 2.

Ich habe mich seit etwa 20 Jahren wissenschaftlich mit der Wirkung von EMF-Strahlen beschäftigt und zahlreiche Publikationen herausgebracht, letztens erst diese mit dem Titel „Die Folgen von Langzeiteinwirkungen von Elektrosmog".

Abbildung 80:
Gefährliche Strahlungen

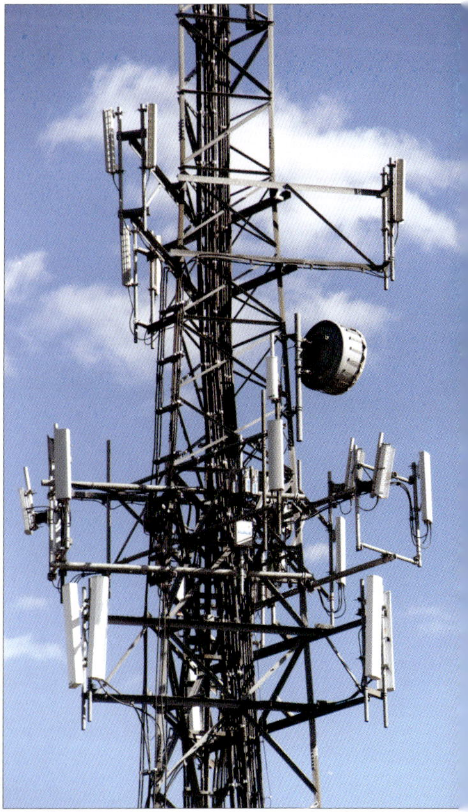

Einwirkungsdauer	Einwirkungsdauer < 20 Min täglich, 5x pro Woche hat keine pathologischen Folgen Frühestens zeigen sich bei Gesunden pathologische Erscheinungen nach ca. 3 Jahren Mit zunehmender Einwirkungsdauer verstärkt sich die EMF-Wirkung infolge Kumulation [Gordon 1966; Presmann 1970]
Lebensalter	Jüngere Organismen weisen größere Elektrosensibilität aus als Erwachsene Kinder sind besonders empfindlich
Individueller Gesundheitszustand	Abnehmendes Gesundsein erhöht zunehmend die EMF-Wirkungen
Elektrosensibilität	Häufige, langzeitige, wiederholte Einwirkungen von EMF-Strahlung führen zur Kumulation [Gordon 1966; Presman 1970; Plechanow 1987]
Status des Elektrolyt-/Mineral-Haushalts	Mineralienmangel und Schadstoffbelastung erhöhen die EMF-Wirkungen
Zusätzliche Stressorwirkungen	z. B. Lärm, andere Strahlungen, Konflikte, Stress, chemische Schadstoffe erhöhen die EMF-Wirkungen
Wirkstoffe und Medikamente	z. B. Koffein, kann die EMF-Wirkung erhöhen

Tabelle 2:
Faktoren, die die Entwicklung einer Erkrankung durch athermische/biologische, nicht ionisierende EMF-Strahlung beeinflussen können [Hecht 2011]

Mitte 2011 sind aufsehenerregende Resolutionen öffentlich geworden.

1. Resolution des Russischen Nationalen Komitees zum Schutz vor Nichtionisierender Strahlung (RNCNIRP) mit dem Titel „Elektromagnetische Felder von Handys: „Gesundheitliche Auswirkungen auf Kinder und Jugendliche" (2011), die international großes Aufsehen erregte. Darin heißt es u. a. „Besonders besorgniserregend ist die Zahl der Erkrankungen unter jungen Menschen zwischen 15 und 19 Jahren. (Es ist sehr wahrscheinlich, dass die meisten von ihnen schon seit einem langen Zeitraum Handys benutzen.)

Verglichen mit 2000 ist die Zahl der Störungen des zentralen Nervensystems unter 15-17-jährigen Jugendlichen um 85 % gestiegen, die Anzahl der Personen mit Epilepsie oder epileptischen Erkrankungen ist um 36 % gestiegen, die Zahl der Fälle von „geistiger Entwicklungsverzögerung" ist um 11 % gestiegen und die Zahl der Bluterkrankungen und der Störungen des Immunsystems ist um 82 % gestiegen. In einer Gruppe von Kindern von unter 14 Jahren gab es eine 64-prozentige Zunahme der Zahl der Blutkrankheiten und der Störungen des Immunsystems und eine 58-prozentige Zunahme bei neurologischen Störungen. Die Anzahl der Patienten im Alter von 15 bis 17 Jahren, die wegen Störungen des zentralen Nervensystems Sprechstunden aufsuchen und behandelt werden, ist um 72 % gestiegen."

Dazu muss man wissen, dass in Russland die Grenzwerte für EMF-Strahlungen um drei Zehnerpotenzen niedriger liegen als in Westeuropa und Deutschland, d. h. sie lassen nur ein Tausendstel der Bestrahlung gegenüber den hiesigen Grenzwerten zu.

2. Nach den weltweit erdrückenden Beweisen über die gesundheitsschädigenden Wirkungen von EMF-Strahlung, darunter Handystrahlungen, hat auch der Europarat mittels einer Resolution mit folgendem Titel Stellung genommen: „Die potentiellen Gefahren durch elektromagnetische Felder und ihre Auswirkungen auf die Umwelt." Bericht 1: Komitee für Umwelt, Landwirtschaft und lokale und regionale Angelegenheiten. Berichterstatter: Herr Jean Huss, Luxemburg, Group Socialist (Anm. der Red.: Mandatsträger der Grünen Partei Luxemburg), Doc. 12608, 06.05.2011.

Darin steht im Punkt 5: „In Bezug auf Normen oder Grenzwerte für Emissionen von elektromagnetischen Feldern aller Art und Frequenzen, empfiehlt die Versammlung, dass das ALARA Prinzip „so niedrig wie vernünftigerweise erreichbar" hierbei anzuwenden ist, um beide Effekte, sowohl die sogenannten thermischen als auch die a-thermisch biologischen Wirkungen elektromagnetischer Strahlung zu berücksichtigen. Darüber hinaus sollte das Vorsorgeprinzip angewandt werden, gerade wenn sich wissenschaftliche Auswertungen über mögliche gesundheitliche Gefährdungen nicht mit hinreichender Sicherheit bestimmen lassen, gerade aber vor dem Hintergrund einer zunehmenden Exposition der Bevölkerung, insbesondere gefährdeter Gruppen wie Kinder und Jugendliche. Es könnte hier zu immens hohen menschlichen und wirtschaftlichen Folgekosten durch Untätigkeit führen, sollten Frühwarnungen und Vorsorge vernachlässigt werden."

Und in Punkt 7: „Darüber hinaus stellt die Versammlung fest, dass das Problem der elektromagnetischen Felder und Wellen und die potentiellen Folgen für die Umwelt und Gesundheit klare Parallelen zu anderen aktuellen Themen beinhaltet, wie die Lizensierung von Medikamenten, Chemikalien, Pestiziden, Schwermetallen oder genetisch modifizierten Organismen. Es ist daher unverzichtbar, auf eine dringend notwendige Unabhängigkeit und Glaubwürdigkeit wissenschaftlicher Forschungsergebnisse zu bestehen, um hierdurch zu erreichen, dass es zu einer transparenten und ausgewogenen Bewertung möglicher negativer Auswirkungen auf die Umwelt und die menschliche Gesundheit kommt."

3. Das Volkswagenwerk hat die Gefahren des Telefonierens im Auto erkannt. In einer Betriebsanleitung (Caravelle und Transport, 04.06.2011) wird gewarnt: „Achtung. Im Fahrzeuginneren betriebene Mobiltelefone oder Funkgeräte ohne separate Außenantenne können gesundheitliche Schäden verursachen! Hinweis: Die im Fahrzeug abgestrahlte, hochfrequente Sendeenergie kann Funktionsstörungen in der Fahrzeugelektronik hervorrufen."

Meine Empfehlung: Sowenig wie möglich mit dem Handy telefonieren. Beim Nichtgebrauch abschalten, schnurlose Telefone abbauen und nur Festnetztelefone benutzen. Keinen Mikrowellenofen benutzen. Das Risiko auch an Hirntumoren bei ständiger Handynutzung zu erkranken ist sehr hoch. Den „Entwarnern" und „Verharmlosern" bitte keinen Glauben schenken.

Siliziumdioxid (Kieselsäure)

Das älteste Heil-, Verjüngungs- und Verschönerungsmittel der Menschheit

Silizium ist das zweithäufigste Element nach dem Sauerstoff auf unserem Planeten. Die Erdkruste besteht größtenteils aus den verschiedensten Formen des Siliziumdioxids = SiO_2, das auch die Bezeichnung Kieselsäure trägt. Viele Steine (z. B. Quarz, Turmalin) und die verschiedensten Tonarten und Lehme sind sehr SiO_2-reiche Erden. Außerdem ist SiO_2 in vielen Gewässern enthalten.

Siliziumdioxid (Kieselsäure) ist das älteste Heil- und Schönheitspflegemittel der Menschheit. Aus dem alten Ägypten wurde berichtet, dass Ton eine antibakterielle Wirkung hat, bei vereiterten Wunden schnell die Heilung besorgte und als ein „natürlicher Sterilisator" in der Heilkunst Verwendung fand. Ton als Heilmittel und Kosmetikum war schon 3.000 v. Chr. im alten Ägypten verbreitet. Die ägyptische Königin Nofretete (14. Jh. v. Chr.) soll nach Überlieferungen mit Gesichtsmasken aus Bentonit ihre Schönheit erhalten haben. Ihre Haare wusch sie mit basischen Tonen und ihre Lippen färbte sie mit rotem Ton [Nekrassova 2000].

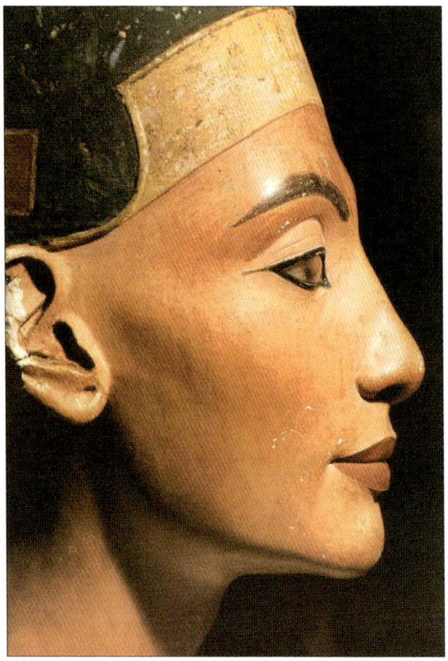

Abbildung 81: Nofretete: Die Schöne ist angekommen. Gemahlin des ägyptischen Königs Echnaton 14. Jh.V. Chr. [Eggebrecht 1997]

Mit grünem Ton (offensichtlich Bentonit) wurden im alten Ägypten Packungen zur Behandlung von Rheuma, Gelenk- und Gliederschmerzen appliziert. Mineralerde (Ton) wurde zur inneren und äußeren Applikation in der Antike verwendet. Hippokrates (460-370 v. Chr.) soll Vergiftungen und die Pest mit Ton behandelt haben. In der Antike wurde die so genannte Siegelerde geprägt. Das war eine Tonart, die zu Tabletten geformt wurde und ein Siegel bekam. Dieses sagte aus, aus welcher Region die Heilmineralienerde stammte. Galenos (129-199) hat Mineralerde (Ton) bei Verbrennungen und schlecht heilenden Wunden appliziert.

In seinem Buch „Natürliche Geschichte" berichtet Plinius der Ältere (24-79, beim Vesuvausbruch ums Leben gekommen)

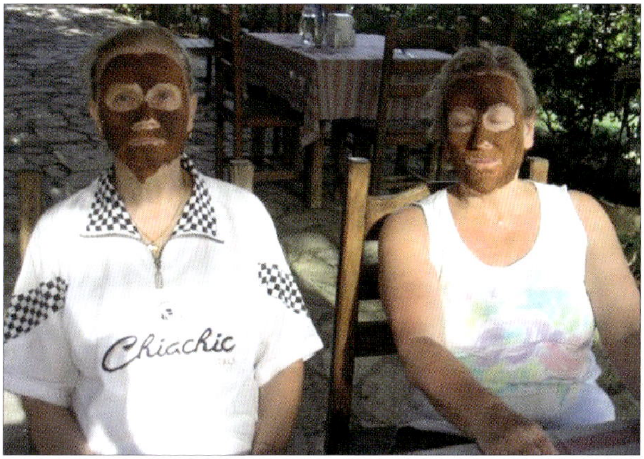

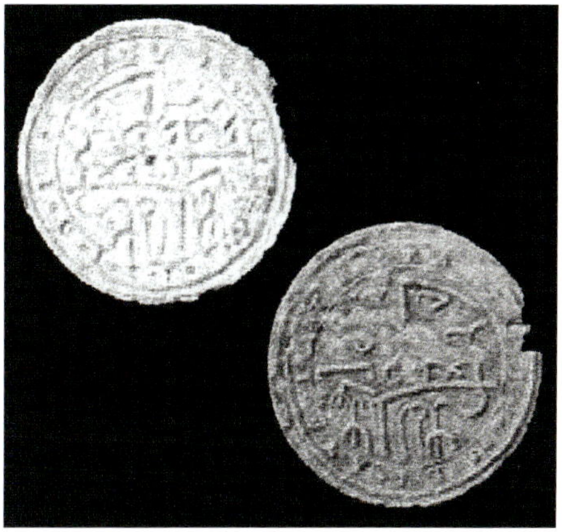

über die heilenden Eigenschaften des Tons. Außerdem berichtet er, dass die Toten mit Ton balsamiert worden sind, um sie zu mumifizieren. Dieser Bericht aus dem Altertum stimmt mit einer Medieninformation aus dem Jahr 2003 überein, aus der hervorgeht, dass in der Schweiz auf Friedhöfen mit tonhaltiger Erde die Leichen nicht verwesten und selbst 60-80 Jahre nach dem Begräbnis noch vollständig erhalten waren.

Ibn Sina/Avicenna (980-1037) hat im Canon Medicae Bd. II (der Jahrhunderte lang die medizinische Anschauung beherrschte) die Behandlung mit grauweißem Ton ausführlich beschrieben und bei folgenden Krankheiten angewendet: Wunden, Geschwüre, Hauterkrankungen, Durchfälle, Blasenleiden, „Bluthusten" (heute als Tuberkulose bezeichnet), Verbrennungen. Er beschreibt auch, dass er Blutungen während der Geburt damit stoppen konnte. In manchen Rezepturen mischte er Essig in den Ton. Avicenna wusste offensichtlich schon, dass SiO_2 (Kieselsäure) die beste Wirkung im schwach sauren Milieu entfaltet.

Paracelsus (1493-1541), Arzt und Naturforscher, lobte die Heilkraft des Tons der griechischen Insel Samos.

Abbildung 82 (links): Auch heute pflegen kluge älter werdende Damen ihre Schönheit mit Gesichtsmasken aus Ton und Klinoptilolith-Zeolith (links).
Siegel der Siegelerde, Terra sigilata (rechts)
(Archive Hecht)

Heilung mit Ton weltweit: früher und heute!

Auch in Indien gilt Ton seit Jahrtausenden bis heute als Heilmittel. Er wurde u. a. zur Wundheilung, Hautpflege, zur Behandlung von Hauterkrankungen, vor allem aber auch zur Behandlung von Verdauungsstörungen verwendet. Noch heute werden in Indien kleine Beutel mit Tonpulver als Heilmittel auf den Basaren verkauft. In Arabien und Mittelasien werden kleine Tonwürfel in Walnussblätter eingewickelt und zum Kauen verkauft. Sie sollen bei verschiedensten Krankheiten, vor allem bei Hauterkrankungen und Verdauungsstörungen wirken. Diese Gepflogenheit habe ich auf Basaren in

Baku (Aserbaidschan) beobachtet. Von Prof. Adolf G. von Strümpell (1853-1925) wird berichtet, dass er im Jahre 1903 in Ostpreußen mittels Tonbehandlung der asiatischen Cholera Einhalt gebot. Prof. Dr. Schlager hat 1934 in der Medizinischen Wochenzeitschrift über die Behandlung von Magen- und Darmerkrankungen mit Ton berichtet [Pohl 2008].

Der bekannte deutsche Naturheiler Sebastian Kneipp (1821-1897) verordnete im Rahmen seiner Hydrotherapie auch Tonbäder und zur Behandlung von Geschwüren, Furunkeln, Krebs und Ekzemen auch Tonpackungen.

In der russischen Volksmedizin spielte und spielt heute noch die Behandlung mit Montmorillonit (grauweißer Ton) und blauem Ton eine bedeutende Rolle, z. B. bei Osteoporose und Muskelschmerzen. Montmorillonit-(Tonerde)einreibungen (Bestreichen der Haut) werden prophylaktisch in Verbindung mit der Sauna oder der Körperpflege verbreitet angewendet. Neben der Munterkeit und Spannkraft soll dadurch die Manneskraft (Potenz) gesteigert werden.

Nekrassova [2000] berichtet von bildenden Künstlern, die ihre Plastiken aus Ton formen. Diese sollten eine gesunde Langlebigkeit ausweisen.

> Sie empfiehlt, Kindern SiO_2-haltigen Ton als Spielzeug zum Kneten von Figuren usw. lange Zeit zur Verfügung zu stellen, weil dabei das Immunsystem (durch Eindringen von SiO_2 über die Haut in die Blutbahn) gestärkt werden kann.

Aus meiner Kindheit sind mir auch Spielsachen aus Ton bekannt. Es ist dem heutigen Plastikspielzeug unbedingt vorzuziehen.

Aus anderen Berichten geht hervor, dass in Hungersnöten in Deutschland und Russland Tone und Gesteine(Zeolithe) als Steinbutter oder Bergmannsmehl bezeichnet, gegessen wurden [Pohl 2008].

Kluge Tiere schätzen SiO_2-haltige Getränke und Gesteine

> Diese siliziumhaltige sahneartige zarte Masse an den Böden von Gewässern ist bei Tieren, besonders in der Brunstzeit, aber auch in der Trächtigkeits- und Laktationsperiode sehr beliebt. Es wurde beobachtet, dass Tiere aller Art mit den Pfoten dies Wasser an seichten Stellen umrühren und dann trinken.

Wir selbst haben diese Beobachtung in der sehr tonreichen Westtürkei (Kusadasi) gemacht. Mit üblichen Bewässerungssystemen wurde im Sommer tonreiches Land bewässert, auf dem sich drei Pferde und zwei Esel befanden. Als das Wasser in die vorbereitete Erdrinne strömte, tranken sie nicht etwa das klare Wasser, sondern verrührten dies per Vorderpfote mit dem Tongrund und erst dann nahmen sie es zu sich.

Bei Tieren Sibiriens und des fernen Ostens Russlands wurde beobachtet, dass die

Tiere vor allem siliziumhaltige Mineralien der Zeolith-Gruppe, z. B. Klinoptilolith, Heulandit und Montmorillonit u. a. sowie tonartige Stoffe und kolloidales Silizium enthaltendes Wasser mit milchartigem Aussehen, das sich in Flussbetten oder Bächen und Seen befindet, bevorzugen. Diese Lithophagie wurde bei Wildtieren und bei sich im Freien befindlichen Haustieren (Kühe, Schafe, Ziegen, Vögel, Hühner, Gänse, Enten) beobachtet. Die am Boden von Gewässern befindliche Gesteinmilch wird von den Tieren mit den Pfoten aufgerührt, damit im Wasser eine gute Mischung entsteht und dann getrunken. Besonders intensiv wird die Lithophagie in der Brunstzeit von Tieren beider Geschlechter und während der Trächtigkeit und Laktationsperiode von den weiblichen Tieren betrieben. Wissenschaftliche Untersuchungen an sibirischen Bärinnen ergaben, dass diese von der Brunftzeit bis zum Ende der Laktationsperiode bis 30 kg Klinoptilolith-Zeolith aufnehmen. In der Türkei wurde mir berichtet, dass es in manchen Dörfern heute üblich ist, dass eine Frau, sobald sie schwanger geworden ist, Erde (roten Ton) regelmäßig essen muss, damit der Nachwuchs gesund ist. Wissenschaftliche Untersuchungen zeigten:

Alle von den Tieren instinktiv aufgenommenen Gesteine bzw. Gesteinmilch wiesen Ionenaustausch- und Sorptionseigenschaften aus. Neben den Silikaten und dem kolloidalen Silizium enthielten sie alkalische (Na, K) und erdalkalische Elemente (Mg, Ca, Ba) sowie verschiedene Spurenelemente.

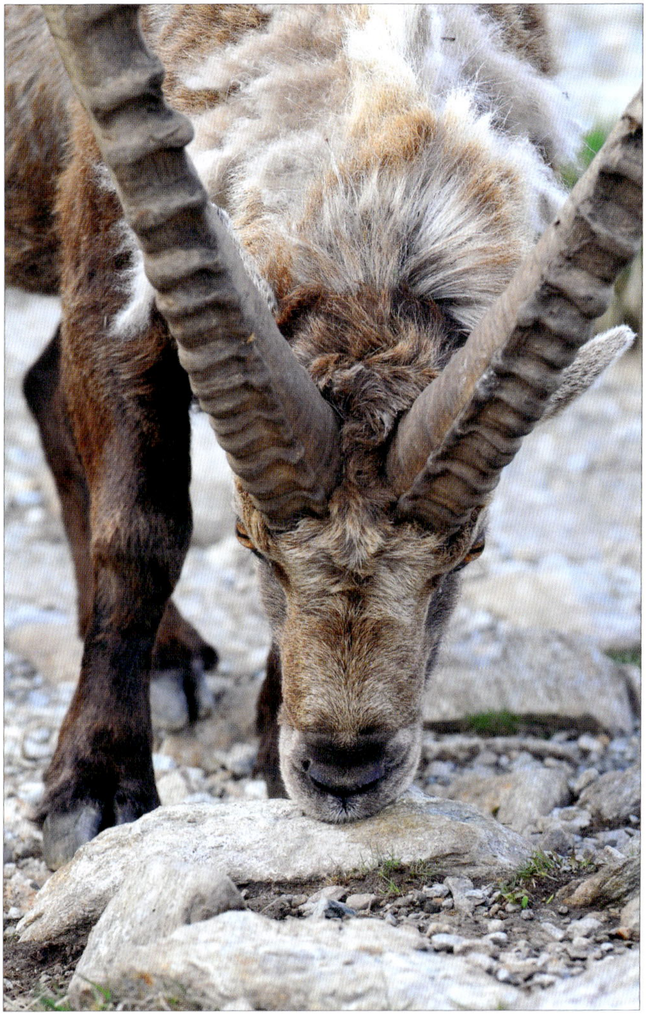

Abbildung 84: Lithophagende Tiere versorgen sich instinktiv mit Mineralien aus „Gesteinsmehl"

Auch die dem Zeolith eigenen aktiven hydroxylen Gruppen, die sich in den Kristallgittern befinden, spielten in den Stoffwechselprozessen der lithophagen Tiere eine Rolle. Lithophagie = wörtlich übersetzt „Gesteinfressen".

Menschliche Lithophagen leben länger und sind gesünder

Da der Mensch ein Allesesser ist, ist ihm auch die Lithophagie (Steinessen)eigen. Er hat sie im Laufe seiner Entwicklung immer betrieben.

Wissenschaftler der ehemaligen UdSSR (heute GUS-Staaten), die sich schon seit Jahrzehnten mit den siliziumangereicherten Gesteinen in der Medizin, Veterinärmedizin, Nutztierzucht, Land- und Wasserwirtschaft beschäftigen, haben sich auch mit der gesunden Langlebigkeit der Menschen und deren Ursachen beschäftigt. Aus einem Untersuchungsbericht der Akademie der Wissenschaften der UdSSR und des Rates der Erkenntnis vermittelnden Gesellschaften der USA geht hervor, dass die höchste gesunde Langlebigkeit bei den Yakutiern (Nordsibirien) und verschiedenen Kaukasusvölkern festgestellt wurde. Das Gemeinsame dieser beiden langlebigen Bevölkerungsgruppierungen waren nicht Klima, Lebens- und Nahrungsgewohnheiten, sondern das „Gesteinmehl" in ihrer täglichen Nahrungsaufnahme. Die Nordsibirier haben Klinoptilolith-Zeolith und Heulandit, die Kaukasier Montmorillonit und Klinoptilolith-Zeolith auf ihrer „täglichen Speisekarte" stehen [Bgatov und Novoselov 2000].

> Wie Untersuchungen zeigten, sind den Menschen dieser lithophagierenden Völkerstämme die weit verbreiteten chronischen Krankheiten nahezu unbekannt.
> Unter ihnen gibt es sehr viele Langlebige.

> Der instinktive Trieb Steinmaterialien zu essen, ist vor allem in den „zivilisierten und hoch industrialisierten" Ländern den Menschen verloren gegangen.

Wir möchten nicht verschweigen, dass der Autor und seine Frau seit Jahren Klinoptilolith-Zeolith und Montmorillonit, also Gesteinmehl, täglich, quasi zur Ernährung gehörend, einnehmen. Obgleich wir 87 bzw. 77 Jahre alt sind, wird uns ein biologisches Alter von 60 bzw. 50 Jahren bescheinigt.

Meine Freunde stellten fest, dass sich mein vor Jahren ergrautes Haar in den letzten Jahren (vor allem auf der Schädeldecke) immer mehr meine einstige dunkle Haarfarbe aneignet.

Litho- und Geophagie (Gestein- und Erdessen) ist heute noch in zahlreichen Ländern anzutreffen. Meistens werden verschiedene Tonarten aber auch Kaolin, Montmorillonit (Bentonit) und Zeolith verwendet, z. B. in Zentralafrika, Indien, der Türkei, bei den Aborigines in Australien, in Arabien, China oder Kalifornien.

SiO_2 soll bei der Entstehung des Lebens auf unseren Planeten eine wichtige Rolle gespielt haben. Das reflektiert sich in der Schöpfungslehre: „Da nahm Gott, der Herr, Ton* von der Erde, formte daraus den Menschen und blies ihm den Lebensatem in die Nase. So wurde der Mensch ein lebendes Wesen." [1. Mose Genesis 2,7, Altes Testament] (* in manchen Bibeln steht Lehm oder Staub)

Ableitung:
- **Adam** = Erdling von
- **Adama** = Erdboden abgeleitet und
- **Homo** (lateinisch der Mensch) von
- **Humus** = Erdboden.

Die Beteiligung von siliziumhaltigem Tonmaterial bei der Entstehung des Lebens auf der Erde wird von zahlreichen Autoren vertreten und auch experimentell belegt [Übersicht Hecht und Hecht-Savoley 2005, 2007]

SiO_2-haltiges Trinkwasser schützt gegen Alzheimer Demenz

Neueste Untersuchungen zeigen, dass SiO_2-(Kieselsäure) haltiges Trinkwasser Schutz gegen Alzheimer Demenz bietet. Eine französische Forschergruppe, Leiterin Dr. Sophie Gilette-Guyonnet, untersuchte von 1992-1994 7.598 Teilnehmerinnen im Alter von über 75 Jahren, die täglich SiO_2-haltiges Trinkwasser > 35 mg/l zu sich nahmen. Die Prüfung der Gedächtnis- und Konzentrationsleistung ergab, dass ausreichende Zufuhr von SiO_2-haltigem Trinkwasser im Alter Schutz gegen die Verminderung geistiger Leistungsfähigkeit bietet und eine Herabsetzung es Risikos an Alzheimer Demenz zu erkranken bewirkt [Am. J. Clin. Nutr. 2005, 8(4), S. 897-902].

SiO_2: Das Mineral des Bindegewebes

„Man ist so alt wie sein Bindegewebe" (Nobelpreisträger I. I. Metschnikov, 1845-1916). Diese Einschätzung des russischen Wissenschaftlers Prof. Dr. Metschnikov bestätigt die Anwendung von SiO_2-reichen Erden und Gesteinen unserer Vorfahren. Regulator des Bindegewebes, speziell der Grundsubstanz der extrazellulären Matrix ist das SiO_2 (Kieselsäure). Das Bindegewebe ist eine Zwischenschicht, die sich in allen Organen befindet. Die Haut des erwachsenen Menschen hat ca. 3 m^2, der Verdauungskanal (Magen, Darm) hat ca. 400 m^2 (vierhundert) und der Atmungstrakt (Bronchen, Bronchiolen) hat ca. 80 m2 flüssiges Bindegewebe. Das Bindegewebe des ganzen menschlichen Organismus steht miteinander in Verbindung und wird durch das vegetative Nervensystem gesteuert.

In Abhängigkeit von der Lokalisation verfügen hoch entwickelte Organismen über verschiedene Formen von Bindegewebe, z. B. Knochen, Sehnen, Muskeln, Faszien, Bänder, glattmuskuläre Organsysteme, Unterhautbindegewebe. Von Wichtigkeit ist aber das so genannte weiche bzw. flüssige Bindegewebe mit verschiedenen Zellarten, Fasern und kolloidaler Flüssigkeit, welche die Grundsubstanz der extrazellulären Matrix bildet [Heine 1991]. In der Grundsubstanz der extrazellulären Matrix sind faktisch alle Bioregulatoren zu finden, welche lebenswichtige Funktionen ausüben, z. B. folgende:

- Wasser- und Mineralstoffwechsel
- Elektrolyt- und bioelektrische Funktion
- Regulieren des pH-Werts, des Basen-Säuregleichgewichts
- Regulierung der gesamten unspezifischen immunologischen Prozesse
- Sicherung der unspezifischen Reaktivität
- Regulierung der Neurottransmitter (Botenstoffe)

In der extrazellulären Matrix wird bestimmt, welche Stoffe in die Zellen gehen und welche aus der Zelle ausgeführt werden [Hecht und Hecht-Savoley 2008, 2010].

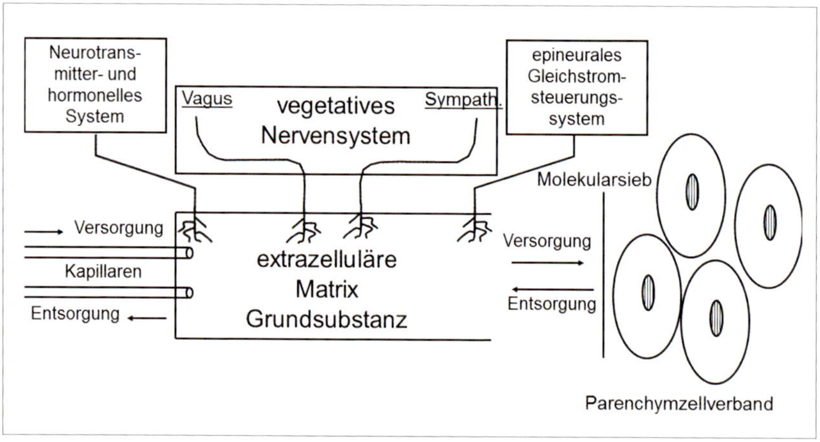

Abbildung 85: Schematische Darstellung der extrazellulären Matrix (Hecht und Hecht-Savoley 2008)

SiO_2-Mangel mit zunehmendem Alter muss nicht sein

SiO_2 ist lebenswichtig. Es nimmt mit zunehmendem Alter ab. Den höchsten Gehalt an SiO_2 hat der Säugling. Dann erfolgt ein Abfall mit zunehmendem Alter. Da SiO_2-Mangel den Alterungsprozess beschleunigt, sollte man so früh wie möglich SiO_2 zuführen. Das kann man mit der Nahrung, aber auch mit SiO_2-reichen Gesteinen wie mit dem Natur-Klinoptilolith-Zeolith bewirken, aber auch Montmorillonit (Bentonit), Silicea, Heilerde, Kieselerde können verwendet werden.

Siliziummangel hat schwere gesundheitliche Schäden zur Folge. Wie schon erwähnt, gehört dazu das vorzeitige Altern, Osteoporose, Hautveränderungen, Immunschwäche, Überschuss an freien Radikalen, Autoimmunerkrankungen, Arteriosklerose u. a.

Mit zunehmendem Alter nimmt der SiO_2-Gehalt des menschlichen Körpers ab. Dies äußert sich z. B.

- in der Faltenbildung der Haut (Runzeln)
- in verminderter Elastizität des Bindegewebes
- durch stumpfes Haar und Haarausfall
- durch brüchige Fingernägel
- durch Osteoporose

Infolge der verminderten H_2O-Bindung kommt es zur Austrocknung der Zellproteine und zu einer Verminderung des Zelldrucks.

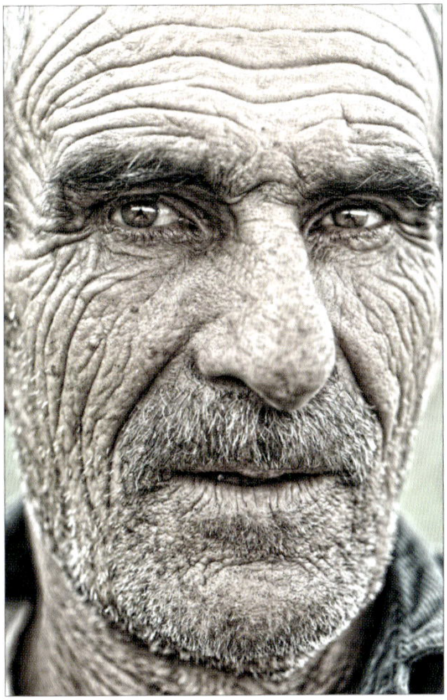

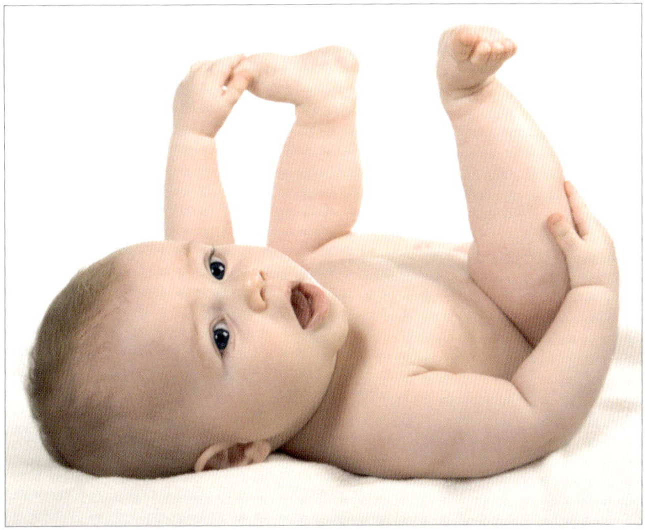

Abbildung 86:
Typische SiO_2-arme Haut eines älteren Menschen

Abbildung 87:
Die SiO_2-reiche Haut eines Babys

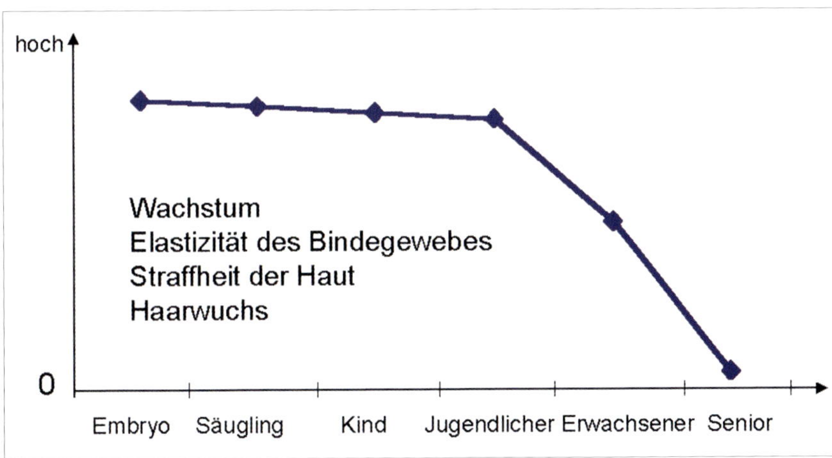

Abbildung 88:
Altersabhängigkeit des Siliziumgehalts im menschlichen Körper (semiquantitative, schematische Darstellung) auf der Grundlage einer Literaturrecherche
[Hecht und Hecht-Savoley 2008, 2010]

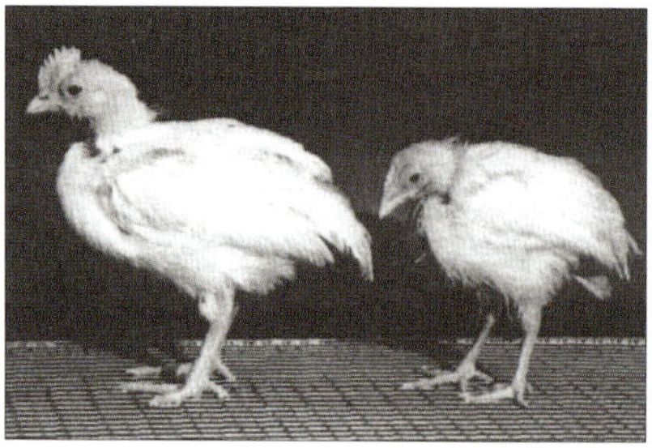

Abbildung 89: Gleichaltrige Küken, links: Mit einer durch Silizium ergänzten Kost gefüttert, rechts: Kost mit geringen Siliziumanteil [Carlisle 1972]

Siliziummangel führt zu Wachstumshemmung, wie Untersuchungen der US-amerikanischen Forscher Edith Muriel Carlisle [1972] an vier Wochen alten Küken zeigten.

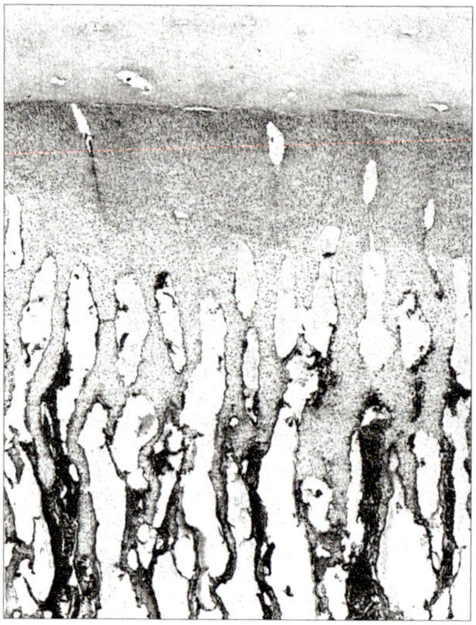

SiO_2-reiche Kost fester Knochen

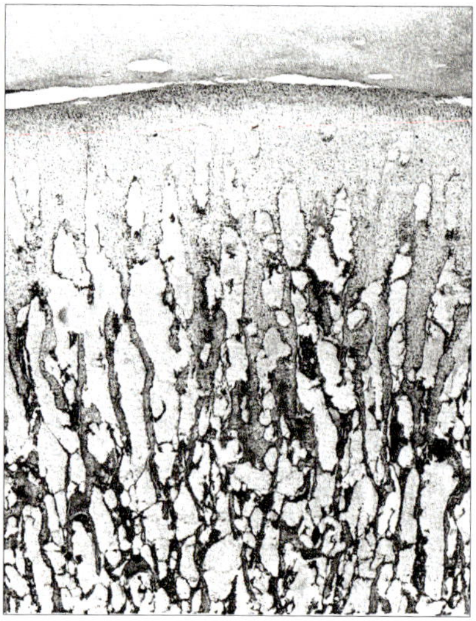

SiO_2-arme Kost, Osteoporose

Abbildung 90: Ernährungsabhängiger Vergleich der Knochenstruktur [Carlisle 1972; Hecht und Hecht-Savoley 2008, 2010]

Vorkommen von SiO_2 in der Natur

Lebensmittel	SiO_2-Gehalt je 100 g
Hafermehl (Vollkorn)	1.150 mg
Gartenkresse	610 mg
Weizenkleie	68 mg
Reis (Vollkorn)	40 mg

Tabelle 3: Vorkommen von Silizium in Lebensmitteln (Beispiele)

Pflanze	SiO_2-Gehalt in %
Schachtelhalm	ca. 90
Tannennadeln	84
Bambusmark (Tabaschir)	100
Samenschalen von Reis	96
Dattelpalmen	ca. 20

Tabelle 4: SiO_2-Gehalt in Pflanzen (Trockensubstanz)

Gestein	SiO_2-Gehalt in %
Natur-Klinoptilolith-Zeolith	60-70
Montmorillonit/Bentonit	50-60

Tabelle 5:
SiO_2-Gehalt in Gesteinen

Der SiO_2-Gehalt in Mineralquellen beträgt 35-100 mg/l

Die wichtigsten Wirkungen von SiO_2 im menschlichen Körper

Zu den wichtigsten Funktionen von Siliziumverbindungen werden u. a. folgende gezählt:

- Aktivierung des Zellaufbaus und des Zellstoffwechsels
- Es gibt Hinweise, dass die SiO_2-Verbindungen im Organismus die Stabilität der Zellmembranen aufbauen und bei Schädigung durch Reparaturen erhöhen können
- Aufbau des Eiweißstoffwechsels, vor allem in der extrazellulären Matrix
- Regulationsfunktionen in der extrazellulären Matrix
- Aufbau und Fertigung von Bindegewebe, Haut, Respirations- und Verdauungstrakt, Blutgefäßwände sowie Erhaltung der Elastizität dieser Gewebe
- Verzögerung und Hemmung des biologischen Alterungsprozesses
- Stimulierung des Immunsystems
- Antierreger-Wirkung (Viren, Bakterien, Pilze): kolloidales SiO_2 bindet die Mikroben an sich und scheidet sie aus
- Biosynthese des Eiweißes
- Regulierung der diuretischen Funktion
- Hautelastizität (soll direkt proportional abhängig vom Siliziumgehalt sein)
- Verbesserung der Struktur der Nägel und der Haare
- Baustein für Knochen und Knorpelgewebe
- Steuerung des Magnesium- und Kalziumstoffwechsels
- Regulierung der Funktionen im Verdauungstrakt
- Freie Radikalenfänger
- Gewährleistung der elektrischen Leitfähigkeit des Gewebes
- Adsorptionsfunktion
- Ionenaustausch
- Wachstum allgemein
- Heilung von Wunden
- Genregulation
- Immunregulation

[Hecht und Hecht-Savoley 2008, 2010]

SiO_2 vermag den Alterungsprozess aufzuhalten oder sogar rückgängig zu machen. Normalerweise spielen sich nachfolgend angeführte Prozesse beim Älterwerden ab.

Jung	Alt
viel SiO_2 im Körper	wenig SiO_2 im Körper
kolloidale Phase aktiv, feine Teilchen	kolloidale Phase inaktiv, grobe Teilchen
große aktive Oberfläche	kleine aktive Oberfläche
viel hydratisiertes SiO_2	wenig hydratisiertes SiO_2
straffes elastisches Gewebe	schlaffes, starres, brüchiges Gewebe

Was ist die kolloidale Phase und kolloidales SiO_2

Der menschliche Körper besteht bekanntlich zu einem großen Teil aus Körperflüssigkeit (Blutserum, Urin, Lymphe, Verdauungssäfte, Liquor, Galle, Tränenflüssigkeit, Grundsubstanz der extrazellulären Matrix). Alle diese Flüssigkeiten haben kolloidalen Charakter und alle Lebensvorgänge vollziehen sich in der kolloidalen Phase.

Den körpereigenen Kolloiden sehr adäquat sind kolloidale Mineralverbindungen, z. B. das hydrophobe Siliziumdioxid und das solförmige Natriumchlorid. Das kolloidale Silizium bewirkt beispielsweise eine erhöhte Wasserverbindungsfähigkeit der Proteine, reguliert die Säure-Basen-Protein-Homöostase und verhindert die Dehydratisierung (Austrocknung) des alternden Gewebes.

Die kolloidale Verteilung des Siliziums erleichtert wegen der großen adsorbierenden Oberfläche erheblich das Eindringen in die extrazelluläre Matrix und in die Zelle und somit zur bioaktiven Wechselwirkung zwischen dem Stoffwechsel und den einzelnen Siliziumteilchen. Durch diese Eigenschaft vermag Silizium im Körper solchen Mineralien, die schwer die Darmwand durchdringen wie z. B. Kalzium, Magnesium, eine gesteigerte Bioverfügbarkeit zu verschaffen.

Die tägliche Zufuhr von kolloidalem Siliziumdioxid (kolloidale Kieselsäure) hat auch nach längerer Applikationszeit keine unerwünschten Wirkungen. Dies ist in zahlreichen Untersuchungen bestätigt worden. Außerdem wussten dies unsere Vorfahren schon.

Kolloidales SiO_2 wird z. B. mit allen SiO_2-reichen Steinen und Erden zur Verfügung gestellt, z. B. durch den Natur-Klinoptilolith-Zeolith und Montmorillonit, aber auch durch das pharmazeutisch hergestellte Silicea. Manche Quellen haben auch kolloidales neben monomerem (einfaches) SiO_2.

Was bedeutet kolloidale Phase?

Kolloid = griechisch **Kolla** = Leim.

Kolloide sind Stoffe in einem Verteilungszustand, bei denen die dispersen Teilchen nur ultramikroskopisch nachzuweisen sind. Der kolloidale Zustand ist eine besondere Verteilungs- oder Zustandsform der Materie. Diese kann durch entsprechende Bearbeitung im Prinzip jeder Stoff annehmen.

Kolloiddisperse Verteilung = kolloidale „Lösung". Sie besteht aus Teilchen von 1-100 nm. Die Teilchen stehen untereinander in einem Spannungsverhältnis und entziehen sich daher der Gravitation. Die Teilchen setzen sich auch niemals am Boden ab, sondern befinden sich immer in der Schwebe. Kolloide sind auch keine Lösung. Die kleinen Teilchen, meistens Moleküle, können aber abgefiltert werden (Filterpapier).

Kolloide zeichnen sich durch ein ausgeprägtes Adsorptionsvermögen aus, welches durch die physikalischen Oberflächenspannungskräfte der Teilchen gewährleistet wird.

Die „Wasserchemie" des Siliziums

Silizium verfügt nach William [1986] über eine eigene spezielle Wasserchemie, die durch die Hydratationsfunktion des SiO_2 gegeben ist. Durch die Bindung von Wassermolekülen vermag SiO_2 sich und die extrazelluläre Matrix in einen hydratisierten Zustand zu versetzen, wodurch die Regulation des Bindegewebes gewährleistet wird. Ein Einblick in die „Wasserchemie des Siliziums" soll mit nebenstehender Formel von William [1986] gegeben werden.

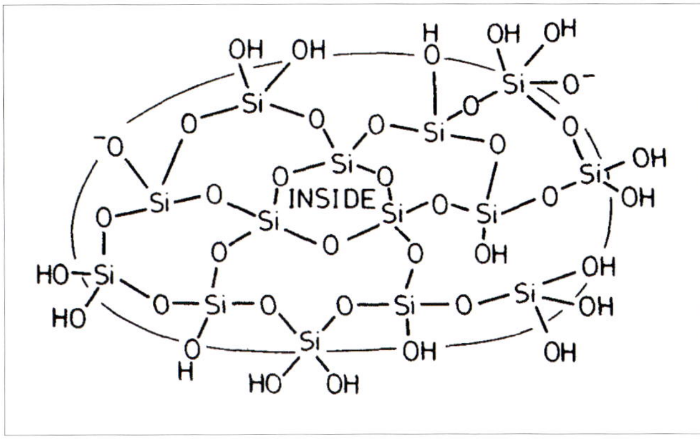

Abbildung 91: Schematische Darstellung des amorphen hydratisierten SiO_2. Zu beachten ist die unterschiedliche Anzahl an OH-Gruppen in den verschiedenen Si-Gruppen, die fehlende strukturelle Wiederholung und die wenigen Änderungen in der Oberfläche [William 1986]

> Hierbei soll das SiO_2 bis zum 40fachen seines eigenen Molgewichts H_2O an sich binden können. Silizium vermag aber auch Sorge dafür zu tragen, dass das Bindegewebe nicht überwässert wird.

Das hydratisierte SiO_2 vermag in diesem Zustand mit vielen anderen Ionen Interaktionen, Wechselbeziehungen und Beeinflussungen einzugehen, z. B. mit Mg, Ca, Fe, P, N, C, Cl.

Gleichzeitig bewirkt das SiO_2 auch noch, dass kein Übermaß an Wasser in das Gewebe kommt. Der SiO_2-reiche Schachtelhalm wird in den Apotheken als Nierentee angeboten.

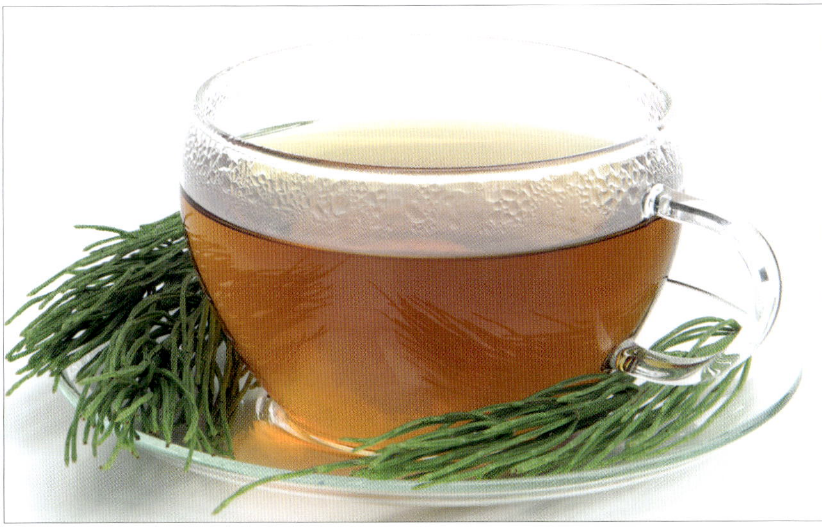

Abbildung 92: Schachtelhalmtee fördert die Nierenfunktion und wirkt entgiftend, aber auch verjüngend

SiO_2-haltige Mineralien entfernen Umweltgift

Was noch unser Alter vermindern und Erkrankungen auslösen kann, sind die vielen Umweltgifte, die wir aus der Luft, aus dem Wasser und aus der Nahrung täglich aufnehmen. Besonders sind fettleibige Menschen gefährdet, weil sich Gifte ganz besonders in Fett festsetzen.

Wenn Mineralien zugeführt werden, können sie nicht im Körper aufgenommen und verstoffwechselt werden, sondern werden wieder ausgeschieden. Infolge dessen entsteht eine Dysmineralose.

Wenn man Mineralien zuführen möchte, müssen die „Schadstoffe" erst ausgeschieden werden, sonst haben sie keine Wirkung oder werden wieder ausgeschieden. Dies vermag der SiO_2reiche Natur-Klinoptilolith-Zeolith.

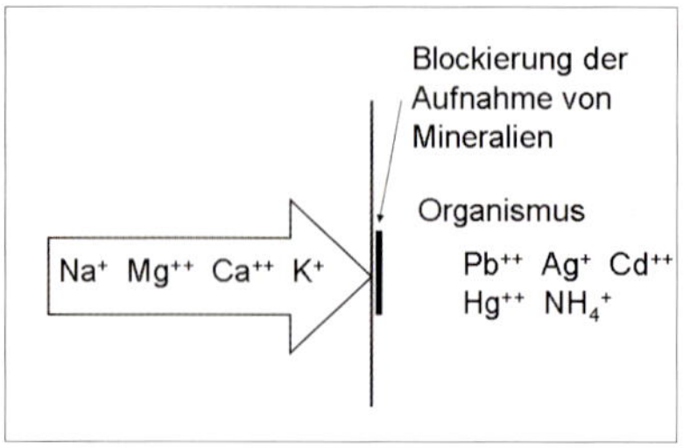

Abbildung 93: Schema zur Dysmineralose. Die eingenommenen notwendigen Mineralien können nicht im Organismus aufgenommen werden und werden wieder ausgeschieden [Hecht und Hecht-Savoley 2007, 2010]

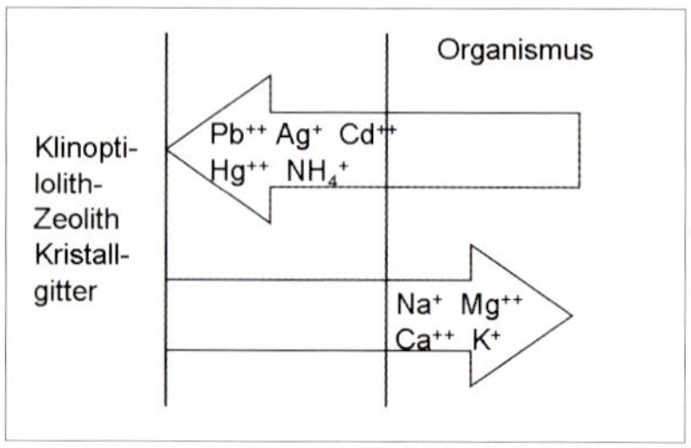

Abbildung 94: Durch Ionenaustausch wieder herbeigeführter funktionsfähiger Zustand des schadstoffverseuchten menschlichen Organismus nach Einnahme von Natur-Klinoptilolith-Zeolith [Hecht und Hecht-Savoley 2007, 2010]

Was ist, was kann Klinoptilolith-Zeolith?

Die Schadstoffe werden durch die Kristallgitter des Klinoptilolith-Zeolith durch physikalische Kräfte aus dem Körper ausgezogen, neutralisiert und einverleibt. Die im Kristallgitter freigesetzten Ionen können im Organismus andocken und die Dysmineralose und auch den oxidativen Stress beseitigen. Der Zeolith hat Radikalenfängerfähigkeiten und Fähigkeiten zur Radioprotektion. Die mit Schadstoffen beladenen Kristallgitter werden mit dem Stuhl ausgeschieden.

Klinoptilolith-Zeolith ist ein mikroporöses Tuffgestein, ein Aluminiumsilikat mit Kristallgitterkanälchen von 0,4 nm, die mit Ionen und Kristallwasser angefüllt sind.

Die Kristallgitterstruktur des Zeoliths entstand vor Millionen von Jahren durch bei Eruptionen ausgestoßene vulkanische Lavaerde und –asche, die pur in das Meer fiel und eine Kombination mit dem zum Sieden gebrachten, soligen Meerwasser hervorbrachte. Im Zeolith können alle Elemente des periodischen Systems enthalten sein.

Zeo von zein (griechisch)
= sieden
lith von litho (griechisch)
= Gestein, Stein

Der schwedische Mineraloge Cronstedt beschrieb 1756 erstmals den Zeolith.

Das Kristallgitter besteht aus Silizium- (SiO_4)- und Aluminium- (AlO_4)- Tetraedern. In diesen festen SiO_4-AlO_4-Kristallgittern, die netzartig gestaltet sind, befinden sich Kationen wie Kalzium, Magnesium, Natrium, Kalium u. a. im Verbund mit Kristallwasser (nicht freies H_2O).

Bisher sollen in den Naturzeolithen (Klinoptilolith) mindestens 34 Mineralien nachgewiesen worden sein, die häufig nur in Spuren vorhanden sind, wie sie ein höher entwickelter lebender Körper benötigt.

Der Natur-Klinoptilolith-Zeolith ist durch eine hohe thermische Stabilität und Widerstandsfähigkeit gegenüber aggressiven Stoffen, besonders gegenüber Säuren und ionisierender Strahlung, ausgezeichnet. Im menschlichen und tierischen Organismus sind in verträglicher Dosierung bei langzeitiger Applikation keine gesundheitsschädlichen Wirkungen festgestellt worden.

Natur-Klinoptilolith-Zeolith hat zum Beispiel die vorzüglichen Eigenschaften der Adsorption, Radioprotektion, Dekontamination, Detoxikation und Desinfektion im menschlichen Körper des Ionenaustausches der selektiv, ohne die Gefahr der Überdosierung, den Menschen die erforderlichen, lebenswichtigen Mineralien zuführt, Gesundheit zu erhalten, sie zu verbessern oder im Krankheitsfall wieder herzustellen. In Tschernobyl und zum Teil in Fukushima wird Klinoptilolith-Zeolith eingesetzt, um Radionuclide, z. B. von Caesium 137, zu neutralisieren und aus dem Körper auszuleiten bzw. prophylaktisch Schutz gegen diese Strahlungen zu bieten [Übersicht Hecht und Hecht-Savoley 2007, 2010].

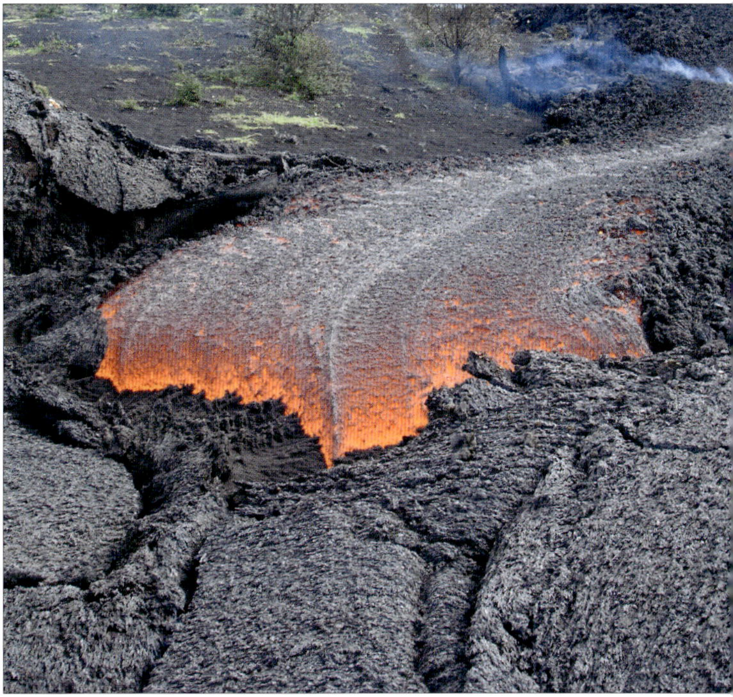

Abbildung 95: Aus der in das Meer fließenden Lava entstand der Zeolith

SiO_2 ist ein biogen geprägtes Mineral. Es hat bezogen auf den Alterungsprozess grundlegende Funktionen, die weder mit Hormonen, Enzymen oder anderen Stoffen vergleichbar sind.

Leider ist Deutschland diesbezüglich ein Entwicklungsland. Die Medizin und Pharmazie ignorieren größtenteils das SiO_2 (Kieselsäure) völlig zu unrecht. Schon 1975 ist von der Gruppe des russischen Siliziumforschers Voronkov ein Buch in deutscher Sprache „Leben und Silizium" mit ca. 5.000 Literaturquellen erschienen. Wer nach einem Mittelchen sucht, welches die Juvenalisierung stimuliert, sollte sich SiO_2-reiche Naturstoffe einverleiben. [Übersicht Hecht und Hecht-Savoley 2007, 2010]

Das Sterben gehört zum Leben

Nahtoderfahrung

Mit Bezug auf die Nahtoderfahrung, die 1976 von Raymond Moody in seinem Buch „Leben nach dem Tod" erstmals beschreiben wurde, bin ich wiederholt gefragt worden, ob die „Seele" des Menschen nach dem Tod weiterlebt, wie es der Glaube zahlreicher Religionen und Mythen reflektiert.

Elektrophysiologisch gesehen ist der Tod eines Menschen der absolute Energieverlust. Der klinische Tod wird bekanntlich mit dem Verlust des Hirnstrombilds (EEG) bestimmt. Nach physikalischen Gesetzen soll Energie nicht verloren gehen. Meine Frage: Wo bleibt diese Energie? Ist sie die Seele, die als „nicht verloren gegangene Energie" in die „himmlischen Sphären" einfleucht?

Der amerikanisch Physiologe Walter B. Cannon prägte den Begriff „Bioenergismus der Emotionen". Emotionen (Synonym) Gefühle werden in der Umgangssprache als „das Seelische" des Menschen bezeichnet. Nach Cannon sollen die Emotionen des Menschen im Anpassungsprozess zu erheblichen Energien verhelfen können. (siehe Seiten 35ff)

Wenn es so sei, könnte man vermuten, dass der Energieverlust mit dem Tod des Körpers eines Menschen ein Entfleuchen der Seele oder des Seelischen sein könnte. Das wäre eine Bestätigung des Glaubens. Wissen tun wir es aber noch nicht.

Vorübergehendes Seelenleben oder angenehme Gefühle, die das natürliche Sterben erleichtern?

Aus der einschlägigen Literatur und aus persönlichen Patientenberichten ist mir bekannt, dass das Nahtoderlebnis, offiziell als Nahtoderfahrung (NTE) bezeichnet, bei den Betroffenen sehr angenehme Gefühle und positive Spuren hinterlässt. Menschen mit NTE werden als Experiencer bezeichnet.

Professor Kenneth Ring berichtet über eine Notiz von einem Experiencer: *„Ich wusste, dass ich entweder schon tot war oder gleich sterben würde. Aber dann passierte etwas. Es war so ungeheuerlich, so mächtig, dass ich mein Leben vergaß, um zu sehen, was es war. Ich wollte dabei sein, dazugehören, und ich merkte, wie ich schwebte, auf etwas zuschwebte, das aussah wie ein langer Lichttunnel. Aber es war nicht nur Licht, es war auch Energie und am Ende war es sehr hell. Ich wollte es sehen, es berühren. Es gab keine irdischen Geräusche. Nur Feierlichkeit, fremdartige Musik, wie ich sie noch nie gehört hatte. Eine Symphonie von unbeschreiblicher Schönheit, die sich mit dem Licht verband, dem ich mich näherte. Ich gab mein Leben auf, ließ es hinter mir zurück, um dahin zu kommen. Es war so wunderbar. Ich wollte nicht zurück ins*

Leben. Denn das, was dort vor mir lag, war so herrlich und schön, dass mich nichts davon abhalten konnte, dorthin zu gelangen."

Zahlreiche Experiencer berichten in diesem Stadium der NTE von Begleitern oder Schutzengeln erwartet worden zu sein, die sie trösten und geleiten wollten. Hierzu berichtete ein Experiencer, an Raymond Moody: *„Als ich tot war und mich in jener Leere befand, da sprach ich mit anderen Menschen – aber ich könnte dennoch nicht behaupten, dass ich mit Körperwesen gesprochen hätte. Trotzdem hatte ich das Gefühl, dass sich rings um mich Menschen befanden. Ich konnte ihre Gegenwart spüren und fühlen, dass sie sich bewegten, obwohl ich niemals jemanden „gesehen" habe. Ich sprach immer wieder einmal mit einem von ihnen, jedoch ohne sie dabei je zu Gesicht zu bekommen. Und jedes Mal wenn ich fragte, was eigentlich vorgehe, sandte mir einer von ihnen getreulich einen Antwortgedanken zurück: Es sei alles in Ordnung, ich stürbe, es würde mir jedoch gut gehen. Deshalb machte ich mir nie Sorgen um meinen Zustand. Auf jede Frage, die ich stellte, bekam ich ausnahmslos eine Antwort. Sie ließen mich nie im Unklaren."*

Die Nahtoderfahrung ist ein Phänomen des unmittelbar bevorstehenden, drohenden Tods, das manche Menschen in Grenzsituationen erleben. Mit dieser Problematik haben sich Ärzte, Psychologen und Sozialwissenschaftler beschäftigt. Vor allem Moody [1976], Kübler-Ross [1994], Ring [1986, 1982] und Elsaesser-Valarino [1995]. Mit der Erforschung der Nahtoderfahrung begannen Wissenschaftler nach Erscheinen des Buchs von Raymond Moody [1976]: „Leben nach dem Tod". Dieses Buch war eine Sammlung von Erfahrungsberichten von Betroffenen (als Experiencer bezeichnet), wie etwa folgender, wie sie auch von anderen Wissenschaftlern vorliegen. Bericht von Moody von einem Experiencer: *„Als erstes – es ging alles unglaublich schnell – jagte ich mit Supergeschwindigkeit durch ein finsteres, schwarzes Vakuum. Man könnte es wohl mit einem Tunnel vergleichen, nehme ich an. Es kam mir vor wie auf dem Jahrmarkt Achterbahn fahren, so mit enormer Geschwindigkeit durch diesen Tunnel zu fegen."*

Der typische Ablauf einer Nahtoderfahrung (NTE) wird von Evelyn Elsaesser-Valarino [1995] wie folgt beschreiben:

1. Verlassen des physischen Leibes (Entkörperlichung): Der betroffene Mensch verlässt seinen Körper, den er dann aus einer gewissen Höhe von außen sieht. Bei einem geringen Prozentsatz ist diese Phase von einem Gefühl der Desorientierung oder einem kurzen Augenblick der Angst gekennzeichnet.

2. Tunnelerlebnis: Dieses ist manchmal von einem harmonischen, angenehmen oder aber von einem störenden Geräusch begleitet. Hinzu kommt der Eindruck von Leichtigkeit und rasender Geschwindigkeit.

3. Strahlendes Licht erscheint am Ende des Tunnels und zieht den Betroffenen unwiderstehlich an.

4. Begegnung mit einem Lichtwesen, das die absolute Liebe personifiziert.

5. Empfindung unendlichen Glücks, einer unsagbaren Freude, eines tiefen Friedens.

6. Begegnung mit nahe stehenden Verstorbenen oder mit unbekannten Wegbegleitern.

7. Vision einer Lichtstadt.

8. Rückblick auf das eigene Leben (dreidimensionale Sicht außerhalb des Zeitbegriffs auf bedeutende Ereignisse im Leben des Betroffenen: Lebensfilm).

9. Erkenntnis des absoluten Wissens, das bei der Rückkehr ins Leben teilweise oder gänzlich verloren geht.

10. Gewissheit, Teil eines harmonischen universalen Ganzen zu sein, darin seinen Platz zu haben, einer kosmischen Einheit anzugehören und deren Funktionsweise und Bedeutung zu begreifen.

11. Verschiedene Wahrnehmungen, die eine Grenze symbolisieren, deren Überschreitung die Rückkehr ins Leben unmöglich machen würde.

12. Gewollte oder erzwungene Rückkehr ins Leben.

Es kommt selten vor, dass nach einer Nahtoderfahrung über sämtliche dieser Komponenten berichtet wird. Gewöhnlich sind es einige. Dominant sind Erlebnisse mit der Begegnung von Lichtwesen, das Tunnelerlebnis und Verlassen des Körpers.

Kenneth Ring vertrat die Auffassung, dass die Anzahl der USA-Amerikaner, die eine Nahtoderfahrungen gemacht haben, ca. 8 Millionen betrüge. Aufgrund einer Gallup-Studie [1994] sollen es sogar 13 Millionen sein. Diese Zahlen können real sein oder nicht. Man muss jedoch davon ausgehen, dass jede Nahtoderfahrung, da sie subjektives Erleben darstellt, einzigartig ist.

Evelyn Elsaesser-Valarino stellt fest, dass bei den Millionen Betroffenen eine erstaunliche Einheit in den Berichten vorliegt. Einheitlich wurde aber auch festgestellt, dass sich bei den Betroffenen (Experiencer) nach diesen Erlebnissen tiefgreifende und dauerhafte positive Wandlungen vollzogen haben [Elsaesser-Valarino 1995]. Diese Menschen sollen danach von dem Wunsch beseelt sein, ihren Mitmenschen zu helfen, ihrem Leben also eine neue mehr soziale Orientierung zu geben. Diese ausgeprägte Verhaltensänderung ist bei vielen Experiencers beobachtet worden.

Patientinnen, die eine Nahtoderfahrung erlebt hatten, berichteten mir das gleiche. Ihre Orientierung war nach der NTE mehr auf das Geistig-Ethische ausgerichtet, als auf das materiell-konsumierende Leben. Diese Patientinnen berichteten mir auch, dass sie keine Angst mehr vor dem Sterben hätten. Sie hätten erlebt, dass Sterben ein angenehmes Erlebnis sein kann.

Nun wurde dem Phänomen der Nahtoderfahrung auch mit naturwissenschaftlichen und neurophysiologischen Methoden nachgegangen. Martin Bauer führte an der Berliner Charité im Rahmen seiner Doktorarbeit „Phänomenologie induzierter Synkopen" Untersuchungen an 59 Probanden im Alter von 20-30 Jahren durch. Synkope bedeutet Bewusstlosigkeit, Ohnmacht. In der Medizin gibt es Belastungstests, die für kurze Zeit zu wenig Blut und somit zu wenig Sauerstoff ins Gehirn führen: Das ist z. B. der Valsalva-Test.

Aktives exspiratorisches Pressen bei geschlossener Stimmritze führt zur Druckerhöhung im Thorax und zur Drosselung des venösen Rückflusses zum Herzen mit Verringerung von Schlagfrequenz, Schlag- und Minutenvolumen sowie Senkung des Blutdrucks.

Martin Bauer und sein Mitarbeiter Thomas Lampert ließen den Valsalva-Test durchführen. Die Probanden mussten in der Hocke schnell atmen (hyperventilieren). Dann schnell aufstehen und den Valsalva-Presstest durchführen. Dabei trat infolge Sauerstoffmangel Bewusstlosigkeit auf. Während dieses Ablaufs wurde das EEG gemessen. Danach berichtet die Versuchsperson über die gleichen Phänomene wie sie von Moody [1976] und anderen nach der Nahtoderfahrung beschrieben worden sind (siehe Tabelle 6 und Abbildung 96). Diese Untersuchungen von Bauer und Lampert

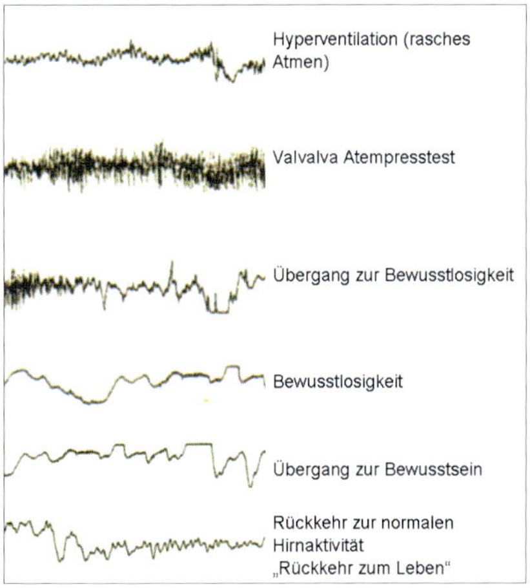

Abbildung 96: Hirnstrombild während der durch den Valsalva-Atempresstest ausgelösten Synkope (Ohnmacht) nach Martin Bauer [1994]. Dauer des ganzen Vorgangs ca. 20 Sekunden. [Quelle: Focus 40, 1994, S. 74]

Erlebnisse	Häufigkeit in Prozent: R. Moody	M. Bauer
Verlassen des Körpers	26	10
Visuelle Wahrnehmungen	23	24
Hörbare Geräusche/Stimmen	17	36
Gefühl von Frieden und Schmerzfreiheit	32	21
Lichterscheinungen	14	10
Lebensrückblick	32	0
Eintritt in eine andere Welt	32	28
Begegnung mit unbekannten Wesen	23	12
Tunnelerlebnis	9	5
Vorauswissen	6	0

Tabelle 6: Vergleich der Erlebnisse bei den Laborvalsalva-Tests von M. Bauer [1994] und der realen Nahtoderfahrungen von R. Moody [1976]. Die relative Übereinstimmung der Erlebnisse ist beeindruckend. [Quelle: Focus 40, 1994, S. 74]

könnten als ein Modell der Nahtoderfahrung aufgefasst werden, wobei natürlich beim Ernstfall weitere Faktoren wie Schock, Schmerz usw. mit im Spiel sind und möglicherweise eine stärkere Emotionsmoleküleausschüttung [Pert 2006] erfolgt als im Laborversuch, z. B. Endomorphine, Oxitocin, Endopsychedelika, Endovalium.

Fakt ist aber, dass an der Grenze der Lebensfähigkeit im Gehirn emotionelle Prozesse (Halluzinationen) ablaufen, die offensichtlich den Menschen das Sterben erleichtern sollen.

Die Untersuchungsergebnisse über NTE und die der Laboruntersuchungen von Bauer und Lampert zeigen uns, dass wir eigentlich viel zu wenig wissen, um ein schönes Leben, auch mit einem angenehmen Sterben, führen zu können. Da das Sterben zum menschlichen Leben gehört, ist es für mich plausibel, dass wir so geschaffen sind, dass auch das natürliche Sterben angenehm ist. Wer stirbt aber heute noch natürlich (ohne Medikamente und Intensivstation)? Ob die NTE ein vorübergehendes Seelenleben darstellt, kann ich heute noch nicht beantworten.

Die Angst lässt mehr Menschen sterben als der Tod

In einer arabischen Fabel wird folgendes beschrieben: „Auf den Vorwurf, er habe zu viele Menschen getötet, antwortete der Tod: „Ich habe auf Gottes Geheiß nur 44 Menschen getötet. Doch starben 4.400 an der Angst"". In seinem Buch „Intelligente Zellen" postuliert der USamerikanische Zellbiologe Bruce Lipton [2007]: „Die Angst bringt uns um". Sie verkürzt unser Leben, weil wir unter Angst und Sorgen ständig unter einem anspannenden Stress stehen, der unsere Neurotransmitter Adrenalin, Cortisol und Endorphine im Übermaß produziert. Infolgedessen entstehen die verschiedensten chronischen Erkrankungen.

Die Angst versetzt den Menschen in den Dauerzustand, in dem sich ein Sprinter in der Startposition „Auf die Plätze – fertig – los" befindet. Beim Sprinter wird die Aktionsbereitschaft mit dem Start in Aktivierung umgesetzt, was gleichbedeutend mit einer Entspannung ist. Menschen in Dauerangst leben ständig in Aktionsbereitschaft, setzen diese aber nicht in Aktivierung um, wodurch ein permanenter krankmachender Spannungszustand besteht [Lipton 2007].

„In der heutigen Welt bestehen die meisten unserer Stressfaktoren nicht aus akuten, konkreten „Bedrohungen", die wir eindeutig identifizieren, auf die wir reagieren und die wir dann abhaken könnten. Die meisten Menschen leiden ständig unter einer Vielzahl unlösbarer Sorgen in Bezug auf unserer persönliches Leben, unsere Arbeit und unsere durch Kriege und Katastrophen geplagte globale Gemeinschaft." [Lipton 2007]

Von der chronischen Angst sind heute viele Menschen betroffen, z. B.

- Angst vor dem Altern
- Angst vor dem Sterben
- Angst vor Krebs und Alzheimer'schen Erkrankung befallen zu werden
- Existenzangst
- Angst vor Krieg und Gewalt
- Angst zu verarmen
- Angst arbeitslos zu werden

Diese Liste könnte noch beliebig fortgesetzt werden.

Es gibt viele Ursachen für die Angst, die aber in erster Linie von unseren gesellschaftlichen Verhältnissen geprägt wird, wie das Bruce Lipton auch beobachtet hat. Falsche Vorstellungen vom Sterben, falsche Vorurteile über die alten Menschen, falsche Theorien der Medizin, z. B. jene, dass Krebskranke nicht zu heilen sind, dass die Alzheimer Krankheit eine Alterserscheinung ist. Wir bekommen täglich über die Medien angsteinflößende Information. Die Information der Nachrichtensendung von ZDF und ARD sind zum größten Teil emotionell negativ. Positive Informationen gibt es höchstens, wenn die deutsche Fußballnationalmannschaft ein Qualifikationsspiel oder Sebastian Vettel ein Formel-1 Rennen gewonnen haben.

Auf die falschen negativen Vorstellungen wie „der alte Mensch ist zu nichts mehr nützlich", „Krebserkrankung wirkt tödlich", „der Terrorismus lauert an jeder Ecke auf uns", „der Euro ist unbeständig" usw. bildet sich ein festverwurzelter Glaube, der mit chronischer Angst verbunden ist.

Die Diagnose eines Arztes: „Sie haben Hypertonie", „Sie haben Diabetes mellitus", „Sie haben Multiple Sklerose" oder gar „Sie haben Krebs" ruft bei dem größten Teil der Menschen negativ emotionelle Reaktionen, meist in starker Intensität aus. Angst, Hoffnungslosigkeit, Verzweiflung, Wut, Depression, Hilflosigkeit, Panik und Verzagtheit, wobei die Angst von den emotionellen Belastungen gewöhnlich als die vordergründigste auftritt. Hauptursächlich ist es eine von der Gesellschaft induzierte Angst. Es ist die Macht der negativen Erwartung, die durch die weltweit verbreitete Auffassung und Einstellung gegenüber Erkrankungen, vor allem dem Krebs, besteht. Die negative Erwartung z. B. nach der Diagnose Krebs wirkt quasi wie ein Voodoo-Urteil, ein Verwünschungsurteil, wie es bei Urvölkerstämmen noch heute besteht. Der starke Glaube des Verwünschten, dass er nach dem Verwünschungsurteil sterben müsse, führt in der Tat nach kurzer Zeit zu einem qualvollen Tod [Benson 1996; Goleman 1996].

> Bei Angehörigen von Urvölkerstämmen
> ist der Glaube so fest verwurzelt,
> dass nach Verkündigung des Verwünschungsurteils der Betroffene innerhalb von 24 Stunden stirbt. Der fest verwurzelte falsche Glaube des modernen Menschen,
> dass die Krebserkrankung den unausweichbaren Tod bringt, kann eher zum Tode führen als die Erkrankung selbst.
> Die Angst kann den Menschen umbringen.

[Hecht 2010]

Besonders verbreitet ist die sogenannte Progredienzangst. Sie ist die Befürchtung, dass die bestehende Krankheit weiter fortschreitet. Dabei werden nach der Münchener Psychotherapeutin Dr. Petra Berg z. B. solche Fragen gestellt: Wird sich mein Zustand verschlechtern? Werden meine Schmerzen stärker? Kann ich zum Pflegefall werden? Werde ich bald sterben. Diese Progredienzangst tritt bei den verschiedensten Erkrankungen auf, z. B. [nach Petra Berg 2011] bei Rheuma, bei Parkinson, bei Herzinfarkt, bei Diabetes, bei Multipler Sklerose und nicht zuletzt bei der Krebserkrankung und der Alzheimer'schen Krankheit. Untersuchungen meines Doktoranden Johannes Linke [2008] bei Brustkrebserkrankten zeigten, dass nach 3 ½ Jahren Überlebensdauer bei 91,8 % der Untersuchten noch Angst, Depressionen und ein nicht erholsamer Schlaf bestand, der das Immunsystem schwächt und dem Heilungsprozess entgegenwirkt.

Psychotherapeutische Maßnahmen können hilfreich gegen die Angst sein. An sich sollte jeder Arzt befähigt sein, den Patienten die Angst zu nehmen. Die Frage nach **Zukunftssorgen** sollte zur ärztlichen Diagnose gehören. Aber welcher Arzt tut das? An den Universitäten erfahren die künftigen Ärzte kaum etwas davon.

Deshalb sollte jeder Mensch selbst etwas tun, eine chronische Angst zu verhindern oder zu beseitigen. Dazu ist aber ein Umdenken erforderlich. Es sollten folgende Auffassungen im Gedächtnis gefestigt werden.

1. Ich orientiere mich auf mein Gesundsein und nicht auf mein Kranksein.
2. Jede Erkrankung ist heilbar, auch die Erkrankung an Krebs. Ich muss aber dazu selbst etwas tun.
3. Der Sinn meines Lebens besteht in geistig-ethisch-moralischen Werten und nicht in materiellem Besitztum.
4. Der Alterungsprozess Werden-Sein-Vergehen ist ein normaler, natürlicher Vorgang. Wie er verläuft, kann ich selbst beeinflussen, aber selten mit Medikamenten.
5. Gesunde Lebensweise geht vor der Einnahme von Medikamenten. Es gibt kein Medikament, welches das gesunde Leben verlängert. Die gesunde Lebensweise kann dies bewirken.
6. Die tägliche Bewegung kann alle Arzneimittel ersetzen, aber keine Arznei die Bewegung.
7. Regelmäßigkeit im Leben hält jung.
8. Ein regelmäßiger Schlaf-Wach-Rhythmus garantiert einen erholsamen Schlaf und hohe Lebensqualität.
9. Positive Emotionen halten uns gesund und jung. Dazu gehören auch herzhaftes Lachen und soziale Kommunikation.
10. Richtiges Atmen ist wichtiger als falsches Essen.
11. Wasser trinken nicht vergessen.
12. Medienfasten kann von Nutzen sein.
13. Niemals jammern und klagen oder mit dem Schicksal hadern.
14. Das Sterben gehört zum Leben. Wenn ich natürlich sterbe, kann es angenehm sein und sich ohne Schmerzen vollziehen.

Wichtig ist, dass sich der Mensch verändern muss. Der Wille dazu muss da sein. Ohne chronische Angst ist eine hohe Lebensqualität gewährleistet und diese sollte man sich im Alterungsprozess bis zum Lebensende erhalten.

In einer von mir entwickelten naturheilkundlichen Asklepioskur, die ich über fünf Jahre in einem Naturheilkurort in der westlichen Türkei durchführte, ließ ich die Kurgäste, die ich nicht als Patienten, sondern als Gesundheitsfreunde (-freundinnen) ansprach, folgende Imagination im Chor nachsprechen: „Ich bin gesund, ich bin glücklich, ich bin stark, ich bin jung, ich bin schön.“ diese Imagination wendete ich mindestens dreimal täglich an. Damit stimulierte ich bei allen und auch bei mir eine optimistische jugendliche Einstellung.

Sie werden mich nach dem Lesen dieses Abschnitts fragen: Haben Sie keine Angst? Auch keine Angst vor dem Sterben? Auf jeden Fall habe ich keine chronische Angst. In gefahrvollen Situationen habe ich schon mal kurzzeitig als überhöhte Vorsicht ein wenig Angst. Das kommt aber selten vor. Ich habe keine Angst vor dem Altern, vor dem Krankwerden. Ich habe auch keine Angst vor dem Sterben. Ich habe sogar den Ablauf meiner Abschiedsfeier aufgeschrieben, so wie ich es wünsche. Ich habe nicht Trauerfeier geschrieben, weil ich nicht möchte, dass Trauer herrscht, wenn ich von dieser Welt verabschiedet werde, sondern besinnliche Erinnerungen und freundliche Stimmung sollen mich dabei begleiten. Keinesfalls wünsche ich schwarze Kleidung der mich Verabschiedenden, sondern bunte.

Meine gesunde Lebensweise, meine chronisch optimistische Einstellung, meine geistig-soziale und ethisch-moralische Wertvorstellung geben mir Kraft, keine Angst zu haben. Niemals habe ich nach Anhäufung von materiellem Reichtum gestrebt, wohl aber nach geistigem Reichsein, das ich versuche mit anderen Menschen zu teilen und ich denke: Sie werden diesen „Schatz" nach meinem körperlichen Ableben sorgfältig bewahren. Mein Geist wird weiterleben: In meiner Familie (Kinder, Enkel, Urenkel, Neffen, Nichten), in meinen Freunden und Bekannten, in meinen Schülern, in meinen Fans und in meinen Schriften.

Verfügung zum Ablauf meiner Abschiedsfeier

Name	Dr. Hecht, Gustav, Friedrich, Karl
Geburtsdatum	15.02.1924 in Wohlmirstedt
Wohnort	Büxensteinallee 25, 12527 Berlin, Telefon 030-674 89 325

Ich wünsche ein Erdbegräbnis in einer stillen Gegend, z. B. Waldfriedhof Grünnau. Die Abschiedsfeier (nicht Trauerfeier) soll besinnlich, Friede bestimmend und ruhebringend ablaufen. Erscheint bitte in bunter Kleidung, nicht in schwarz, das liebte ich nie.

Einleitung Lied: **„Im schönsten Wiesengrunde"** 1. und letzte Strophe
(Aufzeichnung Alexandrow-Ensemble oder Kinderchor)

Gedicht: **Johann Wolfgang Goethe**

Über allen Gipfeln
Ist Ruh'
In allen Wipfeln
Spürest du
Kaum einen Hauch;
Die Vögelein schweigen im Walde
Warte nur, balde
Ruhest auch du.

Gedicht: **Johann Wolfgang Goethe „Grenzen der Menschheit"**

Ein kleiner Ring
Begrenzt unser Leben,
und viele Geschlechter
Reihen sich dauernd
An ihres Daseins
Unendliche Kette.

Lied: **Erzgebirgisches Volkslied „S'is Feierabend“** (als Musikstück)

Gedicht: **Johann Wolfgang Goethe „Das Göttliche“**

Edel sei der Mensch,
Hilfreich und gut!
Denn das allein
Unterscheidet ihn
Von allen Wesen,
Die wir kennen.
Der edle Mensch
Sei hilfreich und gut!
Unermüdet schafft er
Das Nützliche, Rechte,
Sei uns ein Vorbild
Jener geahneten Wesen.

Lied: **Ludwig von Beethoven „9. Symphonie“ letzter Satz: Freude schöner Götterfunken**

Gedicht: **Friedrich von Schiller „An die Freude“**

Freude heißt die starke Feder
In der ewigen Natur.
Freude, Freude treibt die Räder
In der großen Weltenuhr.
Blumen lockt sie aus den Keimen,
Sonnen aus dem Firmament,
Sphären rollt sie in den Räumen,
Die des Sehers Rohr nicht kennt.
Froh, wie seine Sonnen fliegen
Durch des Himmels prächtgen Plan,
Wandelt, Brüder, eure Bahn,
Freudig, wie ein Held zu Siegen.
Gedenkrede: Wer möchte? Oder keine!
Beim Senken des Sarges in das Grab:

Lied: **„Guten Abend, gute Nacht“**

Beim Verlassen der Grabstelle: **Johann Strauss „Radetzky-Marsch“**, optimistisch und zukunftsorientiert.

Berlin, 2007, Dr. Gustav Friedrich Karl Hecht

Schlusswort

Abschließend möchte ich verraten, dass dieses Buch ein Erfahrungsbericht darstellt. Vielleicht sogar mit einer Tendenz zur Autobiografie. Das Vorbild waren für mich meine Großeltern und Eltern. Sie haben mich sehr früh auf den Weg der gesunden Lebensweise gebracht. Sie hatten keine Hochschulbildung, waren sehr klug und immer naturverbunden. Sie hatten auch keine Angst vor dem Sterben, weil sie wussten, das gehört zum Leben. Sehr oft habe ich von meinen Großeltern die Worte gehört: „Wenn ich nicht mehr bin, dann macht das „so und so"." Sie starben aus dem gesunden Altern heraus, d. h. ohne ein langes Krankenlager. Das Vorbild meiner Vorfahren hat mich auch auf den Weg der Juvenalisierung gebracht und mein Leben mit geprägt, nämlich die Lebensweise jugendlich zu gestalten, sich jugendlich zu fühlen und mit der jüngeren Generation in Verständnis und vollem Einvernehmen zu leben und gleichzeitig mit der Natur verbunden zu sein.

Ich möchte noch einmal betonen: Unter Juvenalisierung verstehe ich keinesfalls, eine stilisierte Jugendlichkeit mit Kleidung, Make up, Hormonen oder sie mit Vitalstoffen und Medikamenten erreichen zu wollen. Das wird nicht gut gehen. Das ist wirklich „Antiaging".

Damit Sie erkennen, was wir mit unserem Gehirn ausrichten können, habe ich die Emotionen, das Gedächtnis, den Willen und dazu den Schlaf besonders akzentuiert. Wir haben es in der Hand, die geistige Leistungsfähigkeit und in gewissem Maße auch die körperliche bis zu unserem Lebensende voll aufrecht zu erhalten. Jeder Mensch sollte sich so früh wie möglich mit seiner Lebensweise und mit der Frage nach dem Sinn des Lebens beschäftigen und sich für ein gesundes oder krankes Altern entscheiden. Dabei muss er bedenken, dass krankes Altern sehr unangenehm sein kann.

Mein Blick beim Älterwerden war stets nach rückwärts und nach vorn gerichtet. Anders gesagt. Meine Zielstellungen haben immer auf Erfahrungen aufgebaut. Dazu benötigt man Optimismus und Willensstärke. Aber all das hält jung. Wenn ich meine gegenwärtige geistige Leistungsfähigkeit einschätze, ist sie keinesfalls geringer als ich diese im Alter von 50 Jahren hatte. Ich möchte an Hand der Aktivitäten (Bücher, Artikel, Vorträge, Beratungen usw.) sogar eine ansteigende Tendenz mit zunehmenden Kalenderjahren konstatieren. Aber auch körperlich bin ich noch mit mir zufrieden. Die Bewegung und Beweglichkeit gehören zu meiner täglichen Lebensweise. Jeden Tag morgens und abends mindestens je eine Stunde Nordic Walking.

Vielleicht wird der eine oder andere kritisieren, dass ich manche Probleme nicht berührt oder nur kurz abgehandelt habe. Das habe ich z. B. bei der Ernährung bewusst getan. Es gibt tausende von Büchern, die teilweise mit widersprüchlichen Auffassungen zur Ernährung Stellung nehmen. Deshalb habe ich nur kurz Galina Schatalovas Konzeption, die ich gutheiße, angeführt. Für mich sind richtige Atmung und Wassertrinken wichtigere Funktionen als das Essen. Nach der Geburt atmet der Mensch als erstes, dann lernt er das Trinken und zuletzt das Essen. Nach dieser Reihenfolge sollte man sein Leben wichten. Wenn Sie sich unbedingt einem „Mittelchen" zuwenden möchten, dann nur zu dem Urmineral SiO_2.

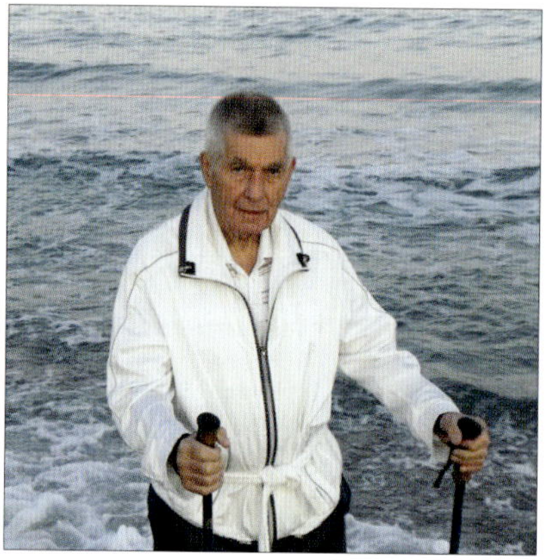

Abbildung 97: Mein Grundprinzip: Gewollte Selbstdisziplin, die Freude bereitet und nicht als Last empfunden wird. Ein starker Wille, immer konsequent und optimistisch.

Auch was den Sex anbetrifft, habe ich nichts davon erwähnt. Darüber wird täglich viel in den Zeitungen und Zeitschriften geschrieben. Meine Auffassung dazu: Wer noch kann, soll die sexuellen Beziehungen so lange es geht pflegen. Wer nicht mehr kann, soll nicht in Panik verfallen und soll sich dann mehr dem Geistigen und Sinnlichen hinwenden und sich auf Zärtlichkeitsaustausch mit dem Partner (der Partnerin) orientieren. Den Verlust der sexualen Funktion als Tragödie zu erleben und als Zeichen des Alterns zu werten halte ich für nicht richtig. Wer diesbezüglich mit dem Schicksal hadert, sieht wirklich alt aus!

Ich hätte vielleicht noch mehr über das „Unbewusste" des Menschen schreiben sollen und dessen Bedeutung für die Gesundheit und das Älterwerden. Das werde ich später an anderer Stelle nachholen. Soviel kann ich jetzt schon sagen, es ist sehr wichtig. Nahezu 90 % der Informationen nehmen wir unbewusst wahr. Diese reflektieren sich z. B in den Träumen. Das im Text dieses Buchs häufige Erwähnen der Tatsache, dass durch geistige, positiv-emotionelle und körperliche Aktivitäten die Hirnzellen bis ins hohe Alter nachwachsen können, habe ich deshalb wiederholt, damit diese Wichtigkeit für den Menschen bewusst und unbewusst verarbeitet wird.

Ganz zum Schluss noch diese Bemerkungen:

Liebe und achte Dich selbst und genauso alle anderen Menschen. Aristoteles (384-322 v. Chr.) schrieb *„Wenn die Liebe auf unserem Erdball herrschen würde, dann könnten alle Gesetze außer Kraft gesetzt werden."* Das ist mein sehnlichster Wunsch, in Liebe unter den Menschen zu leben. Dies sollte bei den Ehepartnern und bei der Familie beginnen und sich auf die ganze Gesellschaft ausbreiten.

Ansonsten sollte man so leben wie es Johann Wolfgang Goethe empfahl:
„Nur der verdient die Freiheit und das Leben, der täglich sie erobern muss."

Ergänzende Literatur

Bauer, J. (1994): Die Alzheimer-Krankheit. Schattenauer Verlag, Stuttgart, New York

Buchinger, O.; H. J. Baden (1996): Älter werden ohne zu altern. Haug Verlag, Heidelberg, S. 1-85

Campobasso, A. (2008): Stopp! Die Umkehr des Alterungsprozesses. Arkana, München, S. 1-350

Draaisma, D. (2009): Die Heimwehfabrik. Wie das Gedächtnis im Alter funktioniert. Verlag Galiani, Berlin, S. 1-176, ISBN 3869710055

Gruss, P. (Hrsg.) (2007): Die Zukunft des Alterns. Verlag C. H. Beck, München, S. 1-328

Hüppe, M. (1998): Emotion und Gedächtnis im Alter. Hofgrefe Verlag für Psychologie, Höttingen, Bern, Toronto, Seattle, S. 1-237

Irle, M. (2009): Älterwerden für Anfänger. Rowohlt Verlag, Reinbeck bei Hamburg, S. 1-285

Lehrt, S.; B. Fischer (1987): Selber denken macht fit. Vless Verlag, Ebersberg, S. 1-254

Maier, W.; J. B. Schulz; S. Weggen; St. Wolf (2009): Alzheimer und Demenz verstehen. Trias Verlag

Markert, D. (1999): Forever Young – Das Altern besiegen. Mosaik Verlag, München, S. 1-175

Peseschkian, N. (2009): Das Alter ist das einzige Mittel für ein langes Leben. Fischer Taschenbuchverlag, Frankfurt/Main, S. 1-214

Pöppel, E.; B. Wagner (2010): Je älter desto besser. Überraschende Erkenntnisse aus der Hirnforschung. Gräfe und Unzer, München, S. 1-272

Schulz, H. (Hrsg.) (1997): Schlaf und Altern. Hans Huber, Bern, Göttingen, Toronto Seattle, S. 1-189

Seligman, M. E. P. (1999): Erlernte Hilflosigkeit. Belz Taschenbuch 16, Belzverlag, Weinheim, Basel

Simonoff, G. (1995): Das lange Leben. Rowohlt Verlag, Reinbeck bei Hamburg, S. 1-254

Stuhlmann, W. (2011): Demenz braucht Bindung. Reinhard Verlag, München, Basel

Zulley, J.; B. Knab (2000): Unsere innere Uhr. Herder, Freiburg, ISBN 3-451-05259-8

Literaturverzeichnis

Adams, A.; A. Baldszuhn, F. Hohlfeld; N. Rupp; C. Troebs (1996): Wunderwerk Mensch. Verlag das Beste, Stuttgart, Zürich, Wien, 400 Seiten, ISBN 3870706414

Aschoff, J. (1963a): Gesetzmäßigkeiten der biologischen Tagesperiodik. Dtsch. med. Wschr. 88, S. 1930-1937

Aschoff, J. (1963b): Comparative physiology: diurnal rhythms. Anu. Rev. Physiol. 24, S. 581-600

Bartmann (2005): Laufen und Joggen für die Psyche. DGT-Verlag, Tübingen

Bartrop, R. W.; E. Luckhuret; L. Lazarus; L. G. Kloth; R. Penny (1977): Depressed lymphocyte function after bereavement. Lancet I, S. 834-835

Batmanghelidj, F. (2004): Wasser – die gesunde Lösung. Ein Umlernbuch. Kapitel 10: Neue Aussichten zu Aids. VAK Verlag, Kirchzarten bei Freiburg, S. 131-145

Batmanghelidj, F. (2005): Sie sind nicht krank, sie sind durstig. VAK-Verlags GmbH, Kirchzarten

Batmanghelidj, F. (2006): Die Wasserkur bei Übergewicht, Depession und Krebs. VAK Verlags GmbH, Kirchzarten

Bauer, J. (1994): Die Alzheimer-Krankheit. Schattenauer Verlag, Stuttgart, New York

Benson, H. (1996): Heilung durch Glauben. Die Beweise. Selbstheilung in der neuen Medizin. Heyne Verlag, München

Berg, P. et al. (2011): Progredienzangst bei chronischen Erkrankungen. PPmP 61/1, S. 32-37

Bgatova, N. P.; Ya. B. Novoselov (2000): Anwendung der biologisch-aktiven Nahrungsergänzungsmittel in Form von Naturmineralien zur Detoxikation des Organismus. (russisch) Ekor, Novosibirsk, S. 1-238 Ispolzovanie biologi eski aktivnykh pitsherykh dobavok na osnove prirodnykh mineralov ra detoksikazii organisma.

Birbaumer, N.; R. R. Schmidt (1996): Biologische Psychologie. Springer Verlag, Berlin, Heidelberg u. a.

Bossinger, W. (2010): Die heilende Kraft des Singens. Traumzeit Verlag, Battweiler

Bremmer, J. D.; M. Narayan; E. R. Anderson; I. H. Staib; H. L. Miller; D. S. Charney (2000): Hippicampal volume reduction in major depression. Am J Psychiatry 157, S. 115-118

Brodeur, P. (1980): Mikrowellen – eine verheimlichte Gefahr. Pfriemer, München

Brown, R. (1996): Schlaf und Immunfunktionen. In: Schedlowski und Tews (Hrsg.): Psychoneuroimmunologie. Spektrum Akademischer Verlag, Heidelberg, Berlin, Oxford, S. 503-510

Buch, P. (2000): Pilotstudie zur stressenden Wirkung verschiedener Etappen einer konservierenden Zahnbehandlung und die Beeinflussung des Stresses durch Musik von Peter Hübner. Dissertation, Med. Fak. der Humboldt-Universität zu Berlin

Bürger, M. (1958): Biomorphose – Biorheuse. Zt. Altersforschung 10, S. 240

Buss, K. A.; J. R. Schumacher; I. Dolski; N. H. Kalin; H. H. Goldsmith; R. J. Davidson (2003): Right frontal brain activity, cortisol, and withdrawl behavior in 6-month-old infants. Behav Neurosci 117, S. 11-20

Carlisle, E. M. (1972): Silicon an essential element for the chick. Science 178, S. 619-621

Carter, R. (2010): Das Gehirn. Dorling Kindersley (DK), London, New York, Melbourne, München, Delhi, 256 Seiten, ISBN 9783831017300

Cover, H.; M. Irwin (1994): Immunity and depression. Insomnia, retardation and reduction of natural killer all activity. Journal of Behavior Medicine 17, S- 217-223

Cramer, F. (1998): Symphonie des Lebendigen. Versuche einer allgemeinen Resonanztheorie. Inseltaschenbuch 2188, Inselverlag Frankfurt/Main, Leipzig, S. 130

Davidson, J. R.; J. Kabat-Zinn; J. Schumacher; M. Rosenkranz; D. Müller; S. P. Santorelli; F. Urbanowski; A. Harrington; K. Bonus; J. F. Sheridan (2003): Alterations in brain and immune function produced by mindfulness meditation. Psychosom. Med. 65, S. 564-70

Deeg, D. J. H., J. W. P. F. Kardaun, J. L. Jozard (1996): Health, behavior and agig. In: J. E. Birren, K. W. Schaie (Hrsg.): Handbook of the psychology of aging. Academic Press, San Diego; S. 129-149

Draaisma, D. (2009): Die Heimwehfabrik. Wie das Gedächtnis im Alter funktioniert. Verlag Galiani, Berlin, S. 1-176, ISBN 3869710055

Draganski, R; C. Gaser; V. Busch; G. Schuierer; U. Bogdahn; A. May (2004): Neuroplasticity: changes in grey matter induced by training. Nature 427, S. 311-312

Eggebrecht, A. (1997): Das alte Ägypten. C. Bertelsmann, München

Elsaesser-Valarino, E. (1995): Erfahrungen an der Schwelle des Todes. Seehammer Verlag, Wyam

Fernandez-Mendoza, J.; S. L. Calhoun; E. O. Bixler; M. Karataraki; D. Liao; A. Vela-Bueno; M. Jose Ramos-Platon; K. A. Sauder; M. Basta; A. N. Vgontzas (2011): Sleep missperception and chronic insomnia in the general population: role of objective sleep duration and psychological profiles. Psychosom. Med. 73(1), S. 88-97

Forst, U. (1985): Beziehungen zwischen Zahnschmerzen und Schlaf. Diss. Med. Fak. Humboldt-Universität zu Berlin

Frasure-Smith, N.; F. Lesperance (2003): Depression and other psychological risks following myocardial infarction. Arch Gen Psychiatry 60, S. 627-632

Gallup-Studie (1994) S. 120: Zitiert bei Elsaesser-Valarino 1995

Salcher, G. (2010): Natur versus Chemie. Kopp Verlag, Rothenburg

Goleman, D. (1996): Emotionale Intelligenz. Carl Hanser Verlag, München, Wien

Gordon, Z. V. (1966): Probleme der Industrial-Hygiene und die biologischen Effekte der elektromagnetischen superhohen Frequenzfelder. Medizina, Moskau (russisch)

Grigorjev, A.; K. Hecht (2001): Wirkungen von Hypokinese und Hypogravitation auf das ganzheitliche Funktionssystem des Menschen. In: K. Hecht; H.-Pl Scherf; O. König (Hrsg.): Emotioneller Stress durch Überforderung und Unterforderung. Schibri Verlag, Berlin, Milow, S. 35-51

Halberg, F. (1960): The 24-hour scale: A time dimension of adaptive functional organization. Perspect. Biol. Med. 3, S. 491

Halberg, F. (1962): Physiologic 24-hour Rhythms: A determinant of response to environmental agents. In: E. Schaefer (Hrsg.): Man's Dependence on the Earthly Atmosphere 48. The MacMillan Company, New York

Hecht, K. (1984): Dynamik der Wechselbeziehungen zwischen Gesundheit und Krankheit. In: M. M. Chananaschwili; K. Hecht: Neurosen. Akademie Verlag Berlin, S. 93-99

Hecht, K.; H.-U. Balzer (1997): Biologische Wirkungen elektromagnetischer Felder im Frequenzbereich 0 bis 3 GHz auf den Menschen. Auftrag es Bundesinstituts für Telekommunikation. Auftrag Nr. 4231/630402. Inhaltliche Zusammenfassung einer Studie der russischsprachigen Literatur von 1960-1996

Hecht, K. (2002): Gut Schlafen. Ullstein-Bild, Berlin, ISBN 3-548-42064-8

Hecht, K.; E. N. Hecht-Savoley (2005, 2007): Naturmineralien, Regulation, Gesundheit. Schibri-Verlag, Berlin, Milow, 1. und 2. Auflage, ISBN 3-937895-05-1

Hecht, K.; E. Hecht-Savoley (2008): Klinoptilolith-Zeolith – Siliziummineralien und Gesundheit. Spurbuch Verlag, Baunach, ISBN 987-3-88778-322-8

Hecht, K. (2010): Anregungen zum neuen Denken in der Krebsphilosophie und Krebstherapie. Spurbuchverlag, Baunach, ISBN 978-3-88778-337-2

Hecht, K. (2011): Zu den Folgen der Langzeitwirkungen von Elektrosmog. Schriftenreihe Kompetenzinitiative zum Schutz von Mensch, Umwelt und Demokratie, Heft 6

Heine, H. (1991): Lehrbuch der biologischen Medizin. Hippokrates, Stuttgart

Heufelder, A.; P. Bieger (2002): Das Anti-Aging-Konzept. Der große Ratgeber, GU, ISBN 3-7742-3227-X

Hildebrandt, G.; M. Moser; M. Lehofer (1998): Chronobiologie und Chronomedizin. Hippokrates, Stuttgart

Hufeland, C. W. (1796): Makrobiotik, oder die Kunst, das menschliche Leben zu verlängern. Neu herausgegeben und eingeleitet von F. Löhr (2000). Ariadne, Aachen

Hufeland, Ch. W. (1860): Makrobiotik, oder die Kunst, das menschliche Leben zu verlängern. Verlag von Georg Reimer Berlin

Hüppe, M. (1997): Angst im Alter am Tag vor operativen Eingriffen. Anästhesiologie, Intensivmedizin, Notfallmedizin, Schmerztherapie 32; S. 348-354

Ising, H.; H. Lange-Achenfeldt; M. Eilts (2005): Bronchitis bei Kindern unter Belastung durch Straßenverkehrslärm und Abgase. Somnologie 9 (2), S. 105-110

Jonas, B. S.; J. F. Lando (2000): Negative affect as a prospective risk factor for hypertension. Psychosom Med 62, S. 188-196

Kanowski, S. (1991): Gesundheit und Krankheit im Alter. In: W. D. Oswald, W. M. Herrmann, S. Kanowski, U. M. Lehr, H. Thomae (Hrsg.): Gerontologie. Kohlhammer, Stuttgart; S. 227-232

Kaufmann, K. (1997): Silizium – Heilung durch Ursubstanz. Helfer-Verlag E. Schwabe GmbH, Bad Hamburg

Kiecolt-Glaser, J. K.; R. Glaser; E. C. Shuttleworth; C. S. Dyer; P. Ogrocki; C. E. Speicher (1987): Chronic stress and immunity in family caregivers of Alzheimer's disease victims. Psychosom. Med. 49, S. 523-535

Kempermann, G. (2007): Nicht ausgeliefert an Zeit und Welt. Die Plastizität des alternden Gehirns. In: P. Gruss (Hrsg): Die Zukunft des Alterns. Beck Verlag, München, S. 35-50

Koch, K. (2003): Hormontherapie – 20.000 zusätzliche Brusttumoren. Deutsches Ärzteblatt 100/33, S. C1661

Koch, K. (2004): Verschweigen ist Betrug. Deutsches Ärzteblatt 101/24, S. 1365

Köppel, C. (2003): Pharmakotherapie im Alter. Berliner Ärzte 11/2003, S. 15-16

Kraus, H. H.; E. Cornell; M. Stadler; M. Reuter (1992): Wunder und Rätsel der menschlichen Psyche. Verlag das Beste, Stuttgart, Zürich, Wien, 336 Seiten, ISBN 387070389x

Kröplin, B. (Hrsg.) (2001): Welt in Tropfen – Gedächtnis- und Gedankenformen in Wasser. Stuttgart. Buch zur Ausstellung

Kübler-Ross, E. (1994): Über den Tod und das Leben danach. Verlag Die Silberschnur, Neuwied

Lehrt, S.; B. Fischer (1987): Selber denken macht fit. Vless Verlag, Ebersberg, S. 1-254

Leuzinger-Bohleber, M.; K. Röckerath; L. V. Viviana-Strauss (2010): Depression und Neuroplastizität. Brandes und Apsel, Frankfurt/Main

Linke, J. (2008): Cancer Fatigue und gestörte Ruhe-/Aktivitäts-Regulation bei Mammakarzinom-Patieten. Eine explorative Fall-Kontroll-Studie. Dissertation Medizinische Fakultät Charité Universitätsmedizin, Berlin

Lipton, B. H. (2007): Intelligente Zellen – Wie Erfahrungen unsere Gene steuern. KOHA Verlag, Burgrain

Lutgendorf, S. K.; A. K. Sood; B. Anderson et al. (2005): Social support, psychological distress, and natural killer cell activity in ovarian cancer. Journal of Clinical Oncology 23 (28), S. 7105-7113

Maschke, C.; K. Hecht; U. Wolf (2004): Nocturnal awakenings due to aircraft noise. Do wake-up reactons begin at sound level 60 dB(A)? Noise & Helath, Vol. 6(24), S. 9-21

Maschke, C.; U. Wolf; Th. Leitmann (2003): Epidemiologische Untersuchungen zum Einfluss von Lärmstress auf das Immunsystem und die Entstehung von Arteriosklerose. (Spandauer Gesundheits-Survey) Umweltforschungsplan des Bundesministeriums für Umwelt, Naturschutz und Reaktorsicherheit, Aktionsprogramm „Umwelt und Gesundheit", (UFOPLAN) Forschungsbericht 29862515, UBA-FB000387, Umweltbundesamt WaBoLu-Hefte 1/03

Mayer, F.; F. Scharhag-Rosenberger; A. Carlsohn; M. Cassel; St. Müller; J. Sharhag (2011): Intensität und Effekte von Krafttraining bei Älteren. Deutsches Ärzteblatt 108/21, S. 359-360

Moody, R. A. (1976): Leben nach dem Tod. Rowohlt, Reinbeck

Nekrassova, A. (2000): Die Heilung durch Ton. (russisch) Poliservis-M. Moskau S., S. 1-118

Niemann, H.; Maschke, C. (2004): Interdisciplinary research network „Noise and Health" WHO-LARES-Study, Housing and Health Survey 2004. Final report

Ornish, D.; G. Weidner; W. R. Fair et al. (2005): Intensive lifestyle changes may affect the progression of prostate cancer. Journal of Urology 174 (3), S. 1065-1069, Diskussion 9-70